国家癌症中心肿瘤专家答疑丛书

应对结直肠癌专家谈

YINGDUIJIEZHICHANGAI ZHUANJIATAN

张海增　主编

中国协和医科大学出版社

图书在版编目（CIP）数据

应对结直肠癌专家谈／张海增主编．—北京：中国协和医科大学出版社，2013.10

（国家癌症中心肿瘤专家答疑丛书）

ISBN 978-7-81136-931-1

Ⅰ．①应…　Ⅱ．①张…　Ⅲ．①结肠癌-诊疗②直肠癌-诊疗　Ⅳ．①R735.3

中国版本图书馆 CIP 数据核字（2013）第 178074 号

国家癌症中心肿瘤专家答疑丛书

应对结直肠癌专家谈

主　　编： 张海增

责任编辑： 吴桂梅

出版发行： **中国协和医科大学出版社**

（北京市东城区东单三条 9 号　邮编 100730　电话 010-65260431）

网　　址： www.pumcp.com

经　　销： 新华书店总店北京发行所

印　　刷： 涿州市汇美亿浓印刷有限公司

开　　本： 710×1000　1/16 开

印　　张： 17.5

字　　数： 190 千字

版　　次： 2014 年 4 月第 1 版

印　　次： 2022 年 1 月第 4 次印刷

定　　价： 29.80 元

ISBN 978-7-81136-931-1

（版权所有，侵权必究，如有印装质量问题，由本社发行部调换）

国家癌症中心肿瘤专家答疑丛书

编辑委员会

顾　　问：

陆士新　孙　燕　程书钧　詹启敏　赫　捷　林东昕
殷蔚伯　余子豪　储大同　唐平章　赵　平　王明荣
王绿化　程贵余　周纯武　乔友林　孙克林　吕　宁
李　槐　李长岭　齐　军　徐震纲　孙　莉　吴　宁
吴健雄　李晔雄　王贵齐

丛书主编：

董碧莎

丛书副主编：

马建辉　王子平　王　艾　徐　波　于　雷

分册主编（按姓氏笔画排序）：

万经海　于胜吉　马建辉　王子平　王成锋
王晓雷　石远凯　吴令英　吴跃煌　寿建忠
张海增　李正江　李　斌　易俊林　徐兵河
袁兴华　高树庚　蔡建强

策划编辑：

张　平

国家癌症中心肿瘤专家答疑丛书

应对结直肠癌专家谈

主　　编： 张海增

副主编： 金　晶　杨　林

编　　者（按姓氏笔画排序）：

支文雪　王　力　王　铸　王　燕　王子平
王仲照　王珊珊　王海燕　王慜杰　车铁群
丛明华　叶霈智　田爱平　石素胜　乔友林
刘　炬　刘　敏　刘　鹏　刘跃平　吕　宁
孙　莉　孙永琨　朱　宇　毕新刚　许潇天
闫　东　齐　军　吴　宁　吴秀红　吴宗勇
吴晓明　张海增　张燕文　李　宁　李　槐
李树婷　李峻岭　李彩云　李喜莹　李智宇
杨　林　杨宏丽　肖　琴　邹霜梅　周冬燕
易俊林　郑　容　郑朝旭　金　晶　姚利琴
姚雪松　姜　军　宣立学　赵方辉　赵东兵
赵京文　赵国华　赵维齐　徐　波　徐　泉
徐志坚　耿敬芝　袁正光　高　佳　聂红霞
黄初林　黄晓东　彭　涛　董莹莹　董雅倩
蒋顺玲　韩彬彬　窦利州　魏葆珺

序

近些年来，随着我国的城镇化和人口老龄化不断加快，“癌症”这个词汇越来越频繁地出现在各种媒体，成为大众关注的话题。据统计，从世界范围来看，癌症发病率约以年均3%左右的速度递增，现已成为人类第一位死因。《2012中国肿瘤登记年报》统计，我国每年新发癌症病例350万，约250万人被癌症夺去生命。今后10年，中国的癌症发病率与死亡率仍将继续攀升。癌症耗费了大量的卫生资源，给整个社会造成了巨大的压力，也给癌症患者和家庭带来了身体上和精神上的痛苦以及沉重的经济负担。由于大多数晚期癌症疗效欠佳，所费不菲，这使得大众误以为所有的癌症都难以治愈且代价高昂，由此对癌症产生了恐惧心理。然而事实上并非如此，国际抗癌联盟（UICC）2010年发表的研究结果，1/3的癌症是可以预防的，1/3的癌症是可以治愈的。如果能做到积极预防、及早发现、规范治疗，大多数癌症是有希望治好的。

在这场人类与癌症之间展开的没有硝烟的战斗中，仅仅凭借医务人员的努力是远远不够的。作为抗击癌症的主力军，医务人员不仅需要在治疗病患方面尽心竭力，还要将正确的抗癌知识通过各种形式的科普宣传与社会各界所有关心抗癌事业的人士分享，让更多的人正确的认识癌症。要将全社会各个层面的医疗活动的参与者都吸引到这个抗击癌症的队伍中来，政府、社会、防治机构、医务人员、研究人员、患者和家属，以及各界的热心人士携手并肩，汇聚力量，共同抗击癌症。

中国医学科学院肿瘤医院作为国家癌症中心的依托机构，拥有专业的医疗团队和先进的医疗水平，在肿瘤预防、肿瘤研究、早诊早治、多学科综合治疗等领域都做了大量的工作，取得了很多成绩。中国医学科学院肿瘤医院很早就认识到肿瘤防治需要社会的广泛参与，认识到防癌科普宣传的重要意义，长期以来不遗余力的通过报纸、电视、出版物、公益活动等多种形式普及癌症的防治知识。《国家癌症中心肿瘤专家答疑丛书》就是中国医学科学院肿瘤医院的名医专家们为大众奉献的一部内容新颖、形式生动的防癌科普丛书。

这部科普丛书涵盖了常见的18个癌种，通俗易懂、图文并茂，从癌症预防、研究到临床等多个不同角度深入浅出地解析肿瘤防治知识。充分体现了作者们传播健康生活方式、倡导正确防癌治癌的理念。希望广大读者能从中受益，拥有更加健康、更高质量的生活，享受更加美好的明天。

中国科学院院士

中国医学科学院肿瘤医院院长

2013年12月

前　言

从全球发达国家癌症的发病规律中，我们看到癌症的发病率在一定阶段随经济的快速发展而呈增长趋势。在社会、人们给予普遍重视并采取相应措施之后，发病状况将逐渐趋缓。人类在攻克癌症的科学探索中取得的每一点进步，都将对降低癌症的发病率、提高癌症的治愈率起到不可低估的作用。我国目前正处在癌症的高发阶段，我们常常听到、看到以及周围的同事、亲友都有癌症发生，癌症离我们越来越近，癌症就在我们身边。癌症究竟是怎么回事，怎样才能减少患癌症的风险，得了癌症怎么办……，这些都是癌症患者、家属乃至大众问得最多的问题。为了帮助大家解除疑惑，了解更多相关知识，在癌症的治疗、康复和预防上给予专业性的指导，我们编写了这套丛书，希望能够协助患者、家属正确面对癌症，以科学的态度勇敢地与医务工作者共同战胜疾病。

《国家癌症中心肿瘤专家答疑丛书》（以下简称《丛书》）包括肺癌、胃癌、结直肠癌、肝癌、食管癌、膀胱癌、胰腺癌、淋巴瘤、肾癌、乳腺癌、宫颈癌、卵巢癌、鼻咽癌、下咽癌、喉癌、甲状腺癌、脑瘤、骨与软组织肿瘤等 18 种常见癌症，分为 18 个分册，方便读者选用。《丛书》以癌症的诊断、治疗、预防和康复为主线，介绍了癌症的临床表现、诊断、治疗方法、复查、预防与查体、心理调节以及认识癌症、病因的探究、如何就诊等相关内容。书后附有治疗癌症的案例供读者参考。书中内容均为当前在癌症预防、诊断、治疗、科研中的最新成果。例如，对一些癌症目前正在探索中的方法进行了客观的介绍；对于癌症的发生原因，也尽量将复杂的专业问题以简洁的语言呈现给读者。书中的观点、方法均以科学研究与临床实践为依据，严谨准确，坚决杜绝用伪科学引导、误导读者，帮助患者适时的选择治疗方法正确就医、康复。《丛书》中应读者需要还纳入了有关营养饮食、心理调节内容，在癌症的治疗康复中扩大了医疗之外的视野，提示患者和家属应更加关注合理的饮食和心理调节的重要性。为了更加贴近患者和家属，《丛书》采取了问答形式，读者找到问题便可以得到答案，方便读者使用。书后的“名家谈肿瘤”，是本书的另一特色，这些权威实用的科普内容，是专家们多年科学研究的成果和临床诊疗经验的总结，是奉献给读者的科普精粹。

《丛书》各册的主编都是长期工作在临床一线的医生，参加《丛书》撰写的作者都是活跃在本专业领域的中青年专家、业务骨干。部分资深专家也加入到编者行列，为了帮助癌症患者，普及科学知识，大家聚集在一起，在繁忙的临床科研教学工作中挤出时间撰写书稿。有的分册在编写前还向患者征集问题或将初稿送患者阅读修改。每本分册都是专家与读者的真诚对话，真心交流，字里行间流露出专家对读者的一片热忱、一份爱心。《丛书》的编写覆盖了肿瘤内科、外科、麻醉、诊断、放疗、病理、检验、药理、营养、护理、肿瘤病因、免疫、流行病学等肿瘤临床、肿瘤基础领域的专业知识，参编专家100余人。有些专家特为本书撰写的稿件已经可以自成一册，因为篇幅所限，只摘取了其中少部分内容。大家都有一个共同的心愿：为读者提供最好的读物。我们邀请肿瘤知名专家陆士新、孙燕、程书钧、黄国俊、屠规益、殷蔚伯、储大同、唐平章、赵平为《丛书》撰稿，他们都欣然同意，在百忙中很快将稿件完成。《丛书》是参与编辑人员集体的奉献。在书稿的编写出版过程中还有很多令人感动的故事，点点滴滴都体现了专家们从事医学科学的职业追求和职业品格，令人敬佩，值得学习。在此，对参加《丛书》撰写的专家、学者及所有人员表示衷心的感谢！还要特别感谢原中国科普研究所所长袁正光教授，从另一角度补上了癌症患者应如何对待死亡一页，为我们能够正视死亡、坦然面对死亡揭开了一层面纱。策划编辑张平同志，在18本《丛书》的组稿、修改、协调、联络全过程中发挥了中心作用，做出了重要贡献，在此对她表示感谢！

《丛书》作为科普读物还存在着许多不足，由于专家们希望为读者提供更多的专业知识，书中的内容、用语仍然偏专业些，为此在每册书的最后都列出了一些专业名词解释，有助于读者进一步学习相关专业知识，提高科学认知。

最后，希望《丛书》能够给予读者更多的帮助。患者在这里可以找到攻克癌症的同盟军，我们将共同努力，为战胜疾病、恢复健康而奋斗。作为科普读物，本书还有诸多不足，请广大读者给予指正。

董碧莎

丛书主编

国家癌症中心副主任

中国医学科学院肿瘤医院党委书记

2013年10月1日于北京

目录

一、临床表现篇

二、诊断篇

三、治疗篇

四、 复查与预后篇

五、 心理调节篇

六、 预防与体检篇

七、认识结直肠癌篇

八、肿瘤病因的探究篇

九、 如何就诊篇

十、 典型病例

十一、 名家谈肿瘤

十二、 名词解释

一、临床表现篇

1. 什么是临床表现?

临床表现是指患者得了某种疾病后身体发生的一系列异常变化。临床表现包括症状和体征。所谓症状就是指患者主观感觉的身体不适或异常表现，如头痛、乏力、吞咽困难等；而体征则是指由医生通过**望诊**、**触诊**、**听诊**查到的客观异常表现，如**听诊**时听到的心脏杂音、**触诊**时触到的肝或脾肿大等。

2. 结直肠癌患者的临床表现有哪些?

结直肠癌的临床表现主要表现为排便习惯、排便性状及排便规律的改变；腹痛；腹部肿块；肠梗阻症状以及发热、乏力、贫血等全身症状等。排便性状的改变主要包括大便不成形、血便、黏液或脓血便等。很多患者因为缺乏相关知识，发现后没有及时到医院就诊，因而错过了治疗的最佳时机。

3. 结直肠癌患者为何会便血，出现便血意味着什么?

便血是仅次于排便习惯改变的最常见症状，便血可为排出肉眼可见的血便或为便潜血阳性。由于这种出血属于下消化道出血，便血的颜色多为暗红色或鲜红色。病变部位越靠近远端（近肛门端），血液的变化越少，看起来越鲜红。位于降结肠、乙状结肠、直肠的癌，血色偏红，常被误诊为内痔、痢疾或肠炎。部分患者由于癌灶位于右半结肠或更靠近回盲部，且出血在肠道内停留时间较长，可出现类似上消化道出血形成的黑便或柏油样便。出血主要是由于炎症、血运障碍与机械刺激等原因，导致癌灶表面黏膜发生糜烂、溃破，甚至癌灶本身破裂所致。出血量与癌肿的大小不成正比关系，亦不能确定即是癌肿所致。一些非恶性疾病如肠结核与慢性肠炎虽也可有便血的表现，但对有血便或持续性便潜血阳性患者，仍应首先考虑到结直肠癌的可能，进行进一步检查，以求确诊或排除。

4. 结肠癌患者腹痛、腹胀的特点有哪些?

疼痛的性质可分为隐痛、钝痛与绞痛，时间上可分为阵发性和持续性疼痛。隐痛多发生在肿瘤侵犯至肠壁肌层后。当肿瘤侵犯肠壁全层并与周围组织发生粘连后，可出现持续性疼痛。阵发性绞痛多出现在肠梗阻时或由肿瘤造成的肠道刺激引起。突发剧痛并伴有腹膜刺激征则提示肠穿孔。当肿瘤进一步向腹腔转移扩散后，才出现腹胀，腹胀多由急慢性肠梗阻、肿瘤所致肠道功能失调等引起，其发生率较低。在结肠癌患者中，腹痛发生率为60%~81%。升降结肠牵拉后腹膜造成的后背痛是一个不常见并且是晚期的症状。

5. 结肠癌患者发生肠梗阻的原因及其特点有哪些?

肠梗阻是结肠癌的后期症状，多表现为慢性不全性低位肠梗阻症状，但可急性发作，表现为急性肠梗阻。急性肠梗阻，发作前无明显的自觉症状，或虽有慢性梗阻症状，未被患者重视，待出现急性肠梗阻时才就诊。发生完全性肠梗阻时，如回盲瓣仍能防止肠内容物反流，即成闭襻式肠梗阻，梗阻近侧结肠高度膨胀，尤以盲肠最为显著，甚至可发生肠穿孔。有时乙状结肠或横结肠癌肿可诱发结肠套叠而引起急性肠梗阻。左半结肠癌发生梗阻的机率较右半结肠癌为高。而在结肠梗阻的患者中，经手术证实有20%～55%的患者是由结肠癌所致；在急性肠梗阻患者中，国外报道3%的患者是由结肠癌引起，因此在患者（尤其是老年患者）出现下消化道梗阻征象时，应首先考虑结肠肿瘤的可能性。

6. 直肠癌早期症状有哪些？

直肠癌在早期症状不特异。主要变现为直肠刺激症状，出现排便次数增多和大便性质的改变如大便不成形、黏液便、黏液血便或脓血便。常被误诊为“肠炎”、“痢疾”、“溃疡性结肠炎”等。但是，直肠癌腹泻症状并不像结肠炎那样，来势急，好转快；也不像痢疾那样典型的出现里急后重症状。直肠癌的直肠刺激症状是既缓慢又逐渐进展，在合并感染时刺激症状明显，一经对症处理也可以暂时好转，但是经过较长时间的治疗仍有黏液血便者，应引起足够的重视。

7. 出现哪些情况时可能是直肠癌，需要到医院检查？

（1）大便习惯异常，排便次数增加，同时出现少量黏液性便、黏液血便。

（2）既往有黏液便、腹泻病史，但症状轻微者突然增重，与原来排便次数、排便性状发生变化时，也应再次复查确诊。

（3）无明显原因的便秘与腹泻交替出现。

（4）排便费力，排出的大便有压迹，呈槽沟状扁条状、细条状。

以上四种情况有任何一项都应及时去医院检查，最好请外科或肛肠科医生检查。

8. 直肠癌晚期症状有哪些？

直肠癌晚期症状除了一般常见的食欲不振、乏力等外，还有如下症状：

（1）由于直肠癌晚期癌肿增大导致肠腔狭窄，出现肠梗阻现象，当肠腔完全阻塞后，则出现便秘、腹胀、腹痛等肠梗阻症状。

（2）直肠癌晚期癌肿进一步扩大时会侵犯周围组织器官，使患者排尿困难、尿频、尿痛等。直肠癌晚期侵及骶前神经丛，会出现骶尾和腰部疼痛症状直肠癌晚期转移至肝脏时，引起肝肿大、腹水、黄疸，甚至恶病质等症状。

（3）肛门指检时可触及肿块，直肠癌晚期患者排便次数增多、排便不尽、便意频繁、里急后重等癌肿局部刺激症状。

（4）肠道分泌物增加是另一个典型的直肠癌晚期症状，这是肠道黏膜受刺激引起的。有少量的黏液分泌物会随大便排出，大便表面有条状黏液。当肿瘤继续发展，对直肠黏膜刺激更大，患者感到直肠内有轻度不适，或经常有一种虚无的便意感。直肠癌晚期癌瘤表面溃烂时，大便则更加稀薄，可如水样而混有黏液和血液。

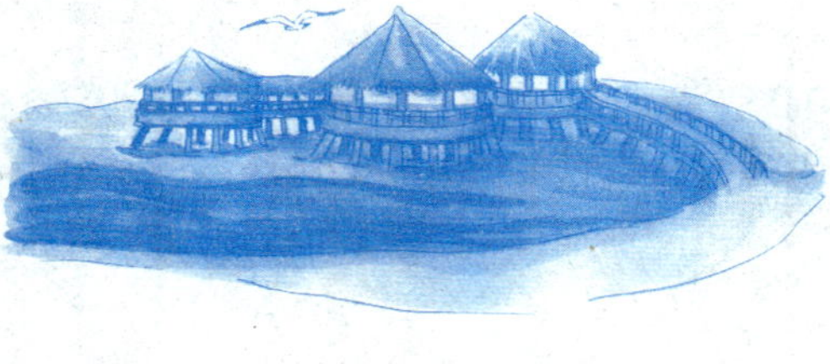

9. 什么是恶病质？

恶病质是指人体显著消瘦、贫血、精神衰颓等全身功能衰竭的恶劣状况。多种疾病都可导致患者出现恶病质，包括恶性肿瘤、AIDS、严重创伤、严重的败血症等，其中以恶性肿瘤导致的恶病质最为常见，称为肿瘤恶病质。

肿瘤恶病质是机体的代谢发生了紊乱，这种紊乱是多种因素引起的。与饥饿引起的脂肪丢失不同，恶病质患者不仅丢失脂肪，还丢失肌肉组织，且摄食并不能逆转恶病质患者的肌肉消耗。体重下降是恶病质患者最常见症状（体重下降超过5%表明正在发展为恶病质，体重下降超过15%则确认已经进入恶病质状态），除此之外，还包括食欲减退、疲劳、肌肉消耗、感觉及知觉异常、贫血和水肿等。

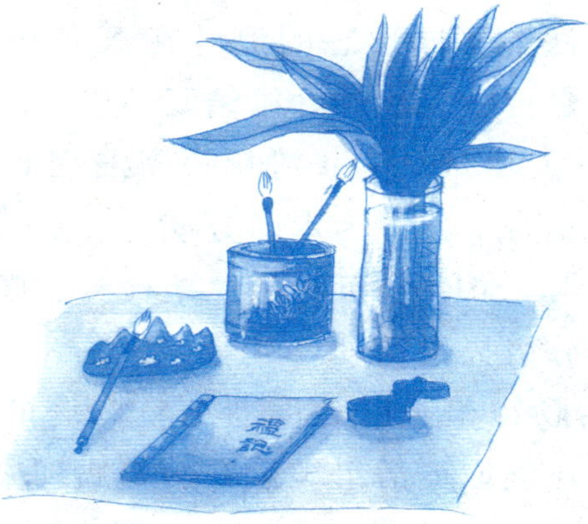

二、诊断篇

10. 结直肠癌的辅助诊断方法有哪些?

（1）直肠指诊：是最重要的体格检查方法，因为我国3/4的直肠癌位于直肠中段以下，易被扪及，是不能省略的检查手段。

（2）便潜血检查：可作为筛查手段，消化道每日出血量大于5ml时，此检查即可出现阳性，对消化道肿瘤具有提示作用。

（3）血清肿瘤标志物检查：与胃癌相似，目前尚无特异的结直肠癌抗原，较为常用的是CEA和CA19-9，二者之间并没有明显相关性，然而二者联合检测时，敏感性可达86.3%，特异性可达88.79%。

（4）气钡双重对比灌肠造影X线摄片检查：是诊断结肠癌常用而有效的方法，不同形态的癌肿在X片中可呈现出不同的形状，对病灶的定位效果优于纤维结肠镜。

（5）B超、CT和MRI：可判断肿瘤浸润肠壁的深度及邻近组织、远隔器官是否受累，为术前分期、制定手术方案或是否行放、化疗提供参考。MRI还可更敏感地检测直肠癌淋巴结转移情况，为肿瘤分期分级提供帮助。

（6）纤维结肠镜检查：是诊断结直肠癌的最有力工具。可直接看到病灶，还能取得活组织检查明确病理诊断。

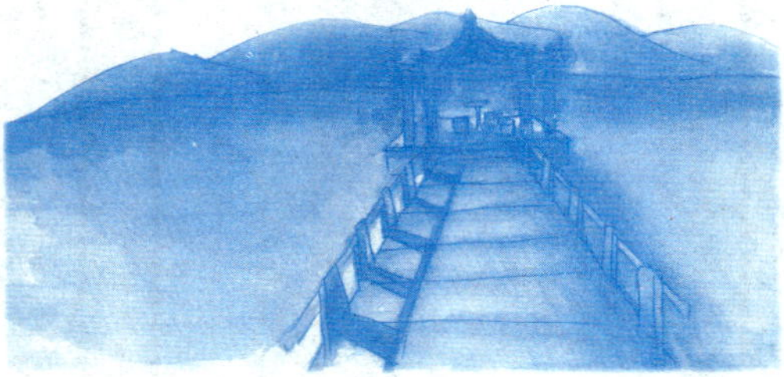

11. 如何发现早期结直肠癌?

临床上早期结直肠癌并没有典型的特异症状，早期诊断主要依靠各种特殊检查。在各种检查中，结肠镜是诊断早期结直肠癌的最有效手段。部分早期结直肠癌仅表现为肠黏膜的粗糙、溃疡或隆起。部分早期结直肠癌是有良性息肉恶变而来。钡灌肠和CT很难发现较小病变或对病变定性。在结肠镜直视下可以准确发现这些病变，并对怀疑恶变的黏膜进行**活检**，早期诊断。

12. 术前检查发现结直肠癌没有扩散，结果是确切的吗?

多数情况下术前评估与术中所见是相符的，但个别病例会存在出入。结直肠癌具有侵犯周围脏器、淋巴道转移、血行转移等扩散途径，这些因素直接影响手术方案的制定和治疗效果。举例来说，如果肿瘤仅局限于原发部位，无周围脏器侵犯和淋巴结转移，则手术治疗就可能完全根除病变，达到治愈的目的。而一旦发生淋巴结转移，尽管手术方案相同，但理论上，肿瘤此时已具备远处播散的能力，可能已经超出手术范围了。由于目前影像学诊断能力还存在局限，多层螺旋CT也无法准确发现小于1cm的病变。所以，即便进行了充分的术前检查，也难以发现诸如腹膜、肝脏等处的微小转移。因此，准确的疾病分期往往需要通过手术探查，甚至术后病理结果才能最终确定。

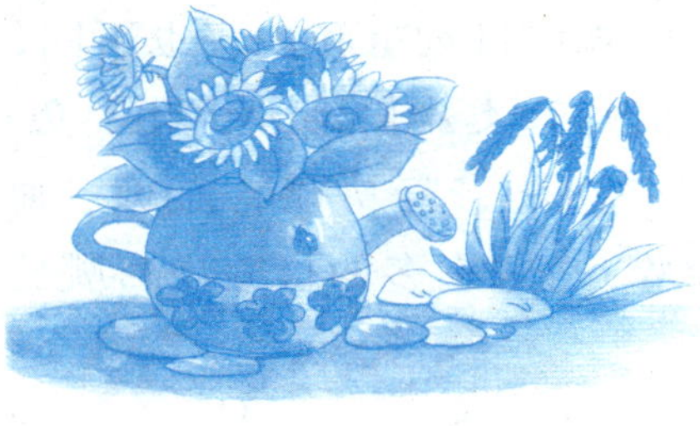

13. 肠镜检查发现结肠癌，但未获得病理证实，为什么不做手术？

手术前必须要考虑几个问题：是不是结肠癌（定性）？该不该手术（最佳治疗）？手术范围应该多大（手术的根治程度）？从中可以看出，如果第一步都没有决定好，后面的步骤则无法进行。从医学发展上看，除了结肠癌首选手术切除外，其他结肠疾病目前几乎都可以选择非手术疗法。以溃疡性结肠炎为例，主要依赖药物治疗，手术治疗为辅。同样，一些结肠良性腺瘤可以在肠镜下行切除，无需手术。设想，对于一个结肠息肉怀疑恶变的患者，如果术前反复病理取材都证实为良性，不必进行手术，他该有多么幸运。反之，如果出于对疾病的担心仓促进行了结肠切除手术，结果证实为良性，又该多么懊恼。所以，当遇到诊断困难时，患者及家属应戒急、戒躁，保持心态平和，与自己的主治医生进行深入沟通，以选择正确的治疗方案。

14. 哪些化验检查需要空腹？

患者到医院做血液化验前，负责采集静脉血的护士都要询问“吃饭了吗？是空腹吗？”部分医院在抽血室和检验申请单上也有提示：“患者抽血前应空腹”。

随着医学的发展，临床检验项目不断增加，截止到今年我们国家批准的检验项目就有 1000 多项。各个医院根据临床诊疗的需求不同，开展的检验项目数量和内容也不同，但是基本的检验项目是相同的，包括几大类：血液、生化、免疫等（比如：血、尿、便常规检验，肝功能、肾功能、血糖、血脂、凝血相关项目、肝炎病毒等检验）。这么多的检验项目哪些必须空腹抽血？

临床生物化学检测项目中：肝功系列，肾功系列，血脂系列，血糖，离子及血液凝集等系列项目的检测，需要空腹抽血检测。

临床血液、尿液的基础检验项目中：血常规、晨尿常规需要空腹抽血或留尿检测。

临床免疫检测项目中：甲状腺功能相关的检测项目需要空腹抽血。

15. 什么是肿瘤标志物？

肿瘤标志物是指在恶性肿瘤发生和增殖过程中，由于肿瘤细胞的基因不同表达（高或低表达）而合成、分泌并脱落到体液或组织中的物质，或是由机体对肿瘤反应而异常产生并进入到体液或组织中的物质。这些物质有的不存在于正常人体内，只存在于胚胎中，有的在正常人体内含量很低，当身体内发生肿瘤时其含量逐渐增加超过正常人的水平。总之能够反映肿瘤存在和生长的这一类物质被称为肿瘤标志物。

16. 怀疑某种肿瘤时，为什么医生常要求查几种肿瘤标志物？

怀疑某种肿瘤时，医生常要求查几种肿瘤标志物。原因是每种肿瘤标志物的灵敏度和特异性都不同。单一指标只能反映某种肿瘤的一个侧面，联合检测多种肿瘤标志物，可以提高该种肿瘤的阳性检出率，帮助临床医生对疾病的诊断。

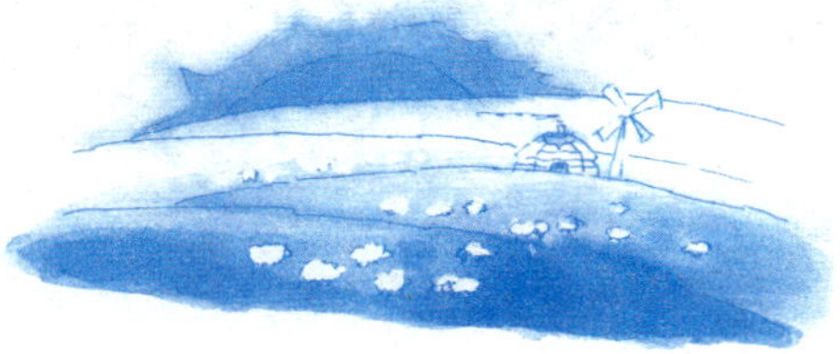

17. 结直肠癌的相关肿瘤标志物有哪些?

常用的结直肠癌肿瘤标志物包括CEA、CA19-9等。

18. 体检发现肿瘤标志物升高，是不是得癌了?

如果无相关临床表现，仅单次检查提示某项肿瘤标志物轻度升高，不必过于紧张。应该找专科医生就诊，先排除一些影响检测结果的因素，并再次复查。如果动态检测结果持续升高，则提示有存在肿瘤的可能性，应及早行进一步检查。

19. 化验单上的CEA是什么意思?

CEA是癌胚抗原的英文缩写，为存在于结直肠癌及胚胎结肠黏膜上皮细胞的一种糖蛋白。由胎儿胃肠道上皮组织、胰和肝的细胞合成。通常在妊娠前6个月内CEA含量增高，出生后含量下降。健康成年人血清CEA浓度小于5μg/L。而患胃肠道肿瘤时，CEA反流入淋巴或血液而致血清CEA升高。CEA是一种广谱肿瘤标志物，在多种恶性肿瘤中都有升高，如肺癌、结直肠癌、胰腺癌、胃癌、乳腺癌等。CEA含量还受到其他因素的影响。吸烟者可能出现**假阳性**，妊娠期妇女、心血管疾病、糖尿病、非特异性结肠炎者中有15%~53%的血清CEA也会升高。

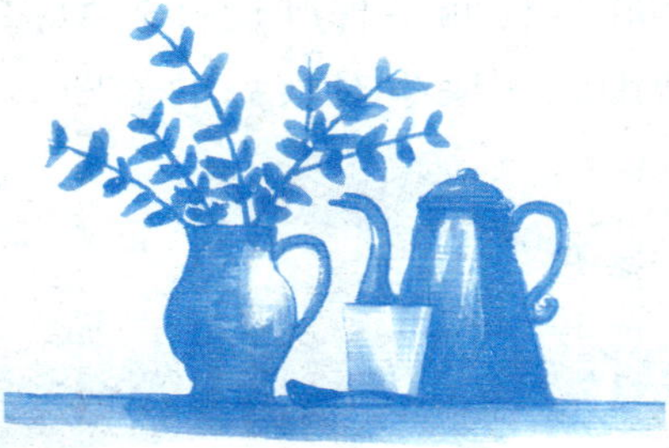

20. 血液检查 CEA 升高，便潜血阳性，是不是一定是得了结直肠癌？

便潜血试验，是直肠癌最简单的常规检查方法。阳性不一定就是癌症。对便潜血试验阳性者，应进一步做结肠镜检查，以便进一步明确诊断；若大便潜血试验阴性，而临床上高度疑为结直肠癌时，应重复检查。

血清 CEA 是一种广谱肿瘤标志物，有 50%~80% 的结直肠癌患者血清 CEA 是升高的。但升高不一定就是结肠癌，需要结合其他的检测结果综合分析进行诊断。但 CEA 水平在术后的检测中有一定的参考价值，手术切除肿瘤以后三周内 CEA 下降到正常范围，如术后下降不明显则说明切除不完全，或已有转移，**预后**不好；如下降一段时间又升高，则提示复发。其他还有 CA19-9 等也可作为结肠癌的辅助诊断指标。

21. 肿瘤标志物可以用来评价疗效吗？

肿瘤标志物最重要的价值是观察手术、放疗或药物治疗是否有效。由于任何肿瘤标志物都有一定**半衰期**，也就是一定的代谢时间。如果某种标志物的浓度持续时间显著超过正常范围，则表明存在肿瘤残留，如手术切除不足、肿瘤抗药、肿瘤复发等情况。

22. 为什么已经诊断肿瘤，但是肿瘤标志物并不升高？

总体而言，肿瘤标志物的敏感性并不高，造成尽管已明确诊断为肿瘤，但肿瘤标志物正常的情况，也就是医生所说的**假阴**

性。下述原因与**假阴性**相关：①产生肿瘤标志的肿瘤细胞数目少。②细胞表面被封闭。③机体体液中一些抗体与肿瘤标志物（肿瘤抗原）形成免疫复合物。④肿瘤组织本身血液循环差，产生的肿瘤标志物不能分泌到外周血中。此外，血标本的采集，贮存不当也会影响肿瘤标志测定的结果。

23. 大便颜色黑伴乏力的患者需要做什么检查?

黑便一般与消化道出现血性物质有关。根据来源，可以分为内源性和外源性，前者来自于患者本身，如消化道出血，且以上消化道出血为多。而外源性途径多为经口进食血液性制品，如鸭血、猪血等，某些中药也可产生黑便。为辨明黑便原因，通常要进行便潜血试验，如结果阳性，则要进一步行内镜等检查。引起便潜血阳性的原因中以消化道肿瘤多见，所以需要引起重视。

24. 什么是便潜血? 便潜血试验对诊断结直肠癌有何帮助?

便潜血是指消化道少量出血，红细胞被消化破坏，而粪便外观无异常改变，肉眼和显微镜下均不能证实的出血。利用各种特殊的酶联免疫方法，人们可以检测出消化道的微量出血，这些方法统称为便潜血试验。便潜血试验的意义在于早期提示消化道肿瘤。文献表明，约20%消化道肿瘤患者潜血试验阳性，晚期肿瘤则可达90%以上，并呈持续阳性。因此便潜血试验常作为**筛查**消化道肿瘤的首选指标。此外，其他引起消化道出血的疾病也可导致潜血试验阳性，如消化道溃疡、炎症、痢疾、直肠息肉、痔疮出血等。

25. 留取便潜血标本需要做哪些准备？

由于化学法主要是通过血红蛋白中含铁血红素具有过氧化物酶的活性分解过氧化物、催化色原物质氧化呈色等一系列化学反应得出检测结果，这就要求患者应在留取便潜血标本前三天禁食动物血、肉类、维生素C等，以免在用化学法检查大便隐血时出现假性结果。而用免疫法进行便潜血检查时则是直接检测大便中的血红蛋白，故不需要禁食上述食品。但是如果出血部位在上消化道，由于红细胞或血红蛋白会被消化分解，这时采用免疫法进行检测则会出现**假阴性**结果，故需采用化学法进行检测。

26. 患者有痔疮，经常大便带血，医生为什么建议做结肠镜检查？

痔疮的主要临床表现为大便带血，而部分直肠癌，甚至结肠癌也可以表现为大便带血。因此，临床上常有直肠癌误诊为痔疮而延误治疗的病例，主要原因是仅凭症状及大便化验而诊断，未进行肛门指诊和结肠镜检查。因此，对于凡是大便带有脓血、排便习惯及大便性状改变、CEA等肿瘤标志物有升高的患者，应考虑到结直肠癌可能，需行结肠镜检查。

27. 结肠镜检查前如何进行肠道准备？

肠道准备是结肠镜检查的基本保障，**肠道准备**的清洁度直接影响结肠镜检查的结果。肠腔内的粪便可掩盖黏膜病变，有文献报道因为因**肠道准备**不充分而遗漏扁平腺瘤的发生率可高达

27%，甚至可因视野不清、肠腔走向不明，导致出血等严重并发症。有效的清洁肠道是结肠镜检查成功的关键，清洁的肠道为顺利插镜、观察结肠黏膜、准确取得**活检**组织标本、经结肠镜切除息肉等治疗活动顺利进行提供了基本条件。

28. 结肠镜检查有哪些风险？

结肠镜检查的主要风险有出血、穿孔、疾病的漏诊等风险。

结直肠镜检查是用来检查结直肠癌症或癌前病变的一种技术。它的并发症之一是会造成结直肠壁穿孔或损伤。文献报道结肠镜检查中，发生穿孔的机率为0.19%，也就是说1000个做肠镜的患者会有近2例出现穿孔的情形；但同篇文献中也指出穿孔发生的主要原因是医疗技术人员的操作技术与手法原因造成，所以推荐在有经验的医疗中心做肠镜检查。

而结肠镜检查中出血，主要指在进镜过程中对黏膜的擦伤，尤其是有腹部手术的病史的患者（如子宫切除，阑尾炎或胆囊炎手术），一方面在接受结肠镜检查时较为难受，也容易发生结肠黏膜的擦伤，但文献报道，结肠镜检查中发生出血的机率仅为2%~7%，一方面同样与操作者的技术熟练程度有关，一方面也有受检者的配合程度有关，所以接受肠镜检查的患者，一定要配合操作医生及护士的指示，及时的翻转体位，合理的呼气或吸气，90%的患者可以较为顺利，无痛苦的完成肠镜检查，同时降低在操作过程中擦伤肠道的可能。

文献报道，即使经验丰富的内镜医生，在结肠镜检查中也会有20%的结肠病变漏诊的情况，但漏诊病灶多为早期腺瘤，对结肠癌的漏诊率小于1%，而充分的**肠道准备**，患者良好的顺应性，均可有效避免肠道病变的漏诊。

29. 结肠镜检查痛苦吗?

很多人因对结肠镜检查心存恐惧而拒绝接受。其实，结肠镜与胃镜一样方便。它通过肛门插入逆行向上检查到直肠、乙状结肠、降结肠、横结肠、升结肠和盲肠以及与结直肠相连的一小段小肠（回肠末端）。通过结肠镜不但可以清楚地发现肠道病变，还可对部分肠道病变进行治疗，如结直肠息肉等良性病变镜下直接摘除，对怀疑有恶变的肠道疾病进行**活检**。

检查时医生会通过肠镜向肠腔内注入一定量气体便于观察。由于肠结构迂回曲折，检查过程中被检查者可能有不同程度的胀痛或牵拉感觉，只要被检者能够镇定地按照医生的嘱咐积极配合，绝大多数人可耐受并完成检查。对于过分紧张或高度肠痉挛的受检者，可使用镇静剂或解痉药物或改行无痛内镜检查。

因为结肠镜可以观察肠道病变的位置、大小、形态，并能发现 1 厘米以下早期的癌肿，还能完成全癌**活检**。了解其病理分化程度。因此，凡有大便习惯改变，不明原因下消化道出血，尤其是 40 岁以上者，遵医嘱均应进行结肠镜检查，不要因对其不了解而拒绝应该接受的检查，而丧失了诊疗的最佳时机。

30. 内镜检查无法通过的结直肠癌患者该如何选择影像检查?

内镜检查无法通过的结直肠癌患者，如果没有肠梗阻发生，CT 结直肠仿真内镜是首选检查方法。CT 结直肠仿真内镜检查在发现结直肠癌上的效能与内镜相仿，同时具有安全性高、检查时间短、痛苦小等优点，大部分患者均可顺利完成检查。CT 结直肠内镜不仅可以对结直肠肿瘤本身进行评估，同时也可以发现肠外病变，尤其是淋巴结、肝脏、肺等器官，对患者的治疗均有重要的指导价值。钡灌肠检查同样可以完成全结直肠的影像评估，但钡灌肠检查无法观察肠道外病变，而且检查时间长，检查耐受性也不如 CT，目前钡灌肠检查仅作为 CT 检查的备选检查。

对于发生肠梗阻的患者，应选择腹盆腔 CT 检查，同时结合多平面重建技术，不仅可以确定肠梗阻发生的部位，同时也对肠梗阻发生的原因及程度等进行一定程度的判断，为患者获得及时准确治疗提供帮助。

31. 结直肠癌为什么要做影像学检查?

结直肠癌治疗方案的选择依赖于对肿瘤的准确评估，否则就会出现过度医疗或治疗不足的现象，对预后均是不利的。对于早期癌可以通过内镜或经肛门局部切除等微创手术治疗，而对于不适合微创治疗的早期癌和进展期癌则需要准确分期，根据肿瘤分期的不同选择最佳治疗方案。影像学检查对结直肠癌的检出、定位、分期、并发症的诊断、肿瘤复发、转移及疗效评价等均具有重要价值，从而为肿瘤最佳治疗方案的选择提供了重要的保障，因此对结直肠肿瘤患者完成相应的影像学检查是非常必要的。

32. 超声检查对结直肠癌的诊疗有什么意义?

常规超声检查方法主要包括经腹超声、腔内超声及术中超声等。

经腹超声具有操作简单、安全、无创、无辐射等优点，在临床中广泛应用。但对结直肠癌诊断和分期作用有限，无法发现较小的结直肠癌原发肿瘤，也无法对肿瘤进行精确定位。同时在肝转移瘤诊断方面，常规超声对肝脏肿瘤定性不如CT和MR，超声造影剂的应用在一定程度上提高了肝脏肿瘤诊断的准确性，但该项检查仍存在一定影像检查盲区（如膈顶区），且对操作者手法和经验依赖性较强，目前经腹超声主要用于肝脏转移瘤的筛查检查。

腔内超声主要包括直肠腔内超声检查和内镜超声检查。常规直肠腔内超声是将探头直接深入直肠内对直肠肿瘤进行超声扫描，诊断直肠癌局部浸润的准确性高于CT和MR，尤其是对早期直肠癌诊断更为精确，是中下段直肠癌值得推荐的影像检查方法。内镜超声是将内镜检查和超声检查相融合，从而解除了常规直肠腔内超声探头长度的限制，可以对整个结直肠进行检查，已经成为结直肠癌术前检查的重要影像检查方法。但同样受到超声扫描范围限制，对转移病灶的探查能力有限，需联合其他影像检查方法。

术中超声主要用于结直肠癌肝转移治疗的患者，由于有些转移灶位置较深、病灶小等因素，手术中也无法直观发现或触及，术中超声有利于肝脏转移瘤病变的检出和定位，对手术方式的选择具有重要指导价值。

33. 钡灌肠检查在结直肠癌的诊断中有什么意义？

钡灌肠检查方法包括两种，一种是单对比造影法；另一种是气钡双重对比造影剂法。单对比法由于对黏膜破坏及微小病变的敏感性不足，已很少用于临床。目前通常说的钡灌肠检查均指的是气钡双重对比造影剂法。气钡双重对比造影剂法可以对全结直肠进行评估，用于结直肠肿瘤的检出和定位，被认为是一种安全、准确的全结直肠检查方法。但随着医学技术的发展，该项检查逐渐暴露出一些问题。首先：钡灌肠检查作为影像学检查，无法像结肠镜那样对病变进行**活检**或切除。其次：钡灌肠检查和结肠镜检查一样，仅仅能观察到腔内病变，而无法观察病变侵犯范围及转移情况，因而无法对病变进行准确分期。再有：钡灌肠检查是重叠影像，对小病变的检出率不高，尤其是当结肠本身同时存在多发憩室等非息肉性病变时，多病变影像的重叠会进一步降低息肉性病变的检出。最后：钡灌肠检查对发现特殊部位病变具有一定的局限性，而且其操作技术要求较高、受结肠非肿瘤性病变影响较大等原因都限制了该项检查的进一步应用和发展。对于结直肠肿瘤检出和定位诊断方面，目前认为该项检查更适用于CT结肠仿真内镜检查的替代检查方法。

34. 什么是CT增强扫描？在结直肠肿瘤诊治中有什么意义？

增强扫描是指经静脉给予水溶性碘造影剂后再行扫描，使病变组织与邻近正常组织间的密度差增加，从而提高病变显示率。病变组织密度增加称为增强或强化，其机制是病变组织内血管丰富或血流缓慢，含碘造影剂在病理组织中停滞、积蓄而强化。因此增强扫描可反映病理组织性质。

CT增强扫描对结直肠癌肿瘤的发现及肿瘤浸润深度的判断价值不高，对于结直肠癌**筛查**的人群，非增强低剂量CT检查是推荐的影像学检查方法。增强CT检查主要用于确诊的结直肠肿瘤患者的分期及**随访**，可以提高病变定性诊断及检出率，尤其是对肝转移瘤及淋巴结转移诊断方面尤为重要。对于已经确诊的结直肠癌患者，如无明确增强**禁忌证**，无论是治疗前的肿瘤分期还是治疗后的**随访**均推荐CT增强检查，以防止平扫CT组织分辨率不足造成病变的漏诊。

35. 磁共振检查在结直肠癌诊断中有什么意义?

磁共振（MRI）检查不仅可以发现结直肠腔内病变，也可以发现腔外病变，且软组织对比度优于 CT，在局部和区域直肠癌分期应用方面 MRI 有逐渐代替 CT 的趋势。同时 MRI 由于软组织分辨率高，是评估直肠系膜和环周切缘最佳手段，是直肠癌推荐的主要检查方法。

36. 什么是 PET-CT?

PET-CT 全称是正电子发射计算机断层 X 线计算机断层成像，是正电子发射型计算机断层（PET）-X 射线计算机断层（CT）有机地一体化组合而成的功能分子影像成像系统。

PET 即正电子发射体层摄影，是一种通过了解病灶部位对正电子核素示踪剂的摄取情况掌握病灶代谢状态的核医学影像技术。

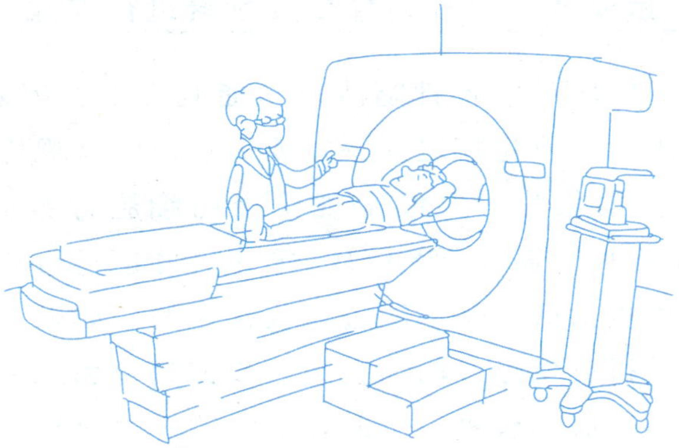

CT即计算机断层摄影术，是通过X射线对人体进行体层检查，其对解剖结构的分辨较PET清晰。

PET-CT将以上两种技术有机地整合至同一台设备，并把不同性质的图像有机地融合显示。此技术是将极其微量的正电子核素示踪剂注射到人体内，然后采用PET探测这些正电子核素在人体各脏器的分布情况，通过计算机断层显像的方法显示人体主要器官的生理代谢功能和结构，同时应用CT技术为这些核素分布情况进行精确定位。该技术可同时显示器官的解剖情况和功能信息，是目前影像诊断技术中最为理想的结合。

37. PET-CT在结直肠癌检查中有什么特点?

PET属于功能显像，灵敏度高，能发现病变的早期变化，但由于PET-CT分辨率低、消化道对氟代脱氧葡萄糖（FDG）摄取等原因，难以对原发直肠癌浸润深度进行准确评价，而不被列为结直肠癌常规检查，主要应用于肿瘤的复发和转移的评估和检测。

38. 接受放、化疗为什么要频繁进行血液常规检查?

因为放、化疗对患者骨髓造血功能有影响，因此，接受放、化疗的肿瘤患者在放化疗之前一定要进行血液常规检查，以确定是否能够进行放化疗。血液常规检查白细胞计数需大于$3.0\times10^9/L$、血小板计数需大于$80\times10^9/L$患者才能进行放、化疗。若白细胞、血小板太低，是不能进行放化疗的，如果在白细胞、血小板较低时进行放化疗，药物会进一步抑制骨髓的造血功能，进而使得白细胞、血小板进一步的降低，这样很容易使得患者免疫力下降，易发感染，或者血小板太低造成出血等危险情况。在放、化疗期间以及结束后也要定期复查血液常规检查，以监测患者骨髓造血状态。有的患者在放化疗结束时查血常规可能是正常的或者稍低，不需要药物进一步治疗，但是一般的化疗药物或者放疗的射线还会有后期效应，这些效应并不能完全在治疗期间显现，在治疗结束后还会继续影响骨髓的造血功能，使得白细胞、血小板进一步的降低，所以在放、化疗结束后也需要定期复查血常规，以便及时发现问题，及时给予相应的治疗，防止紧急危险情况的发生。

39. 什么情况下医生会让患者进行尿常规检查？

尿液常规检查是临床上最常用的重要检查项目之一，一般在以下情况下会让患者进行尿常规检查。

（1）对怀疑泌尿系统感染的患者如：有尿急、尿痛、尿频等尿路刺激征或者腰部肾区叩痛、血尿等症状的患者，以便确认尿中是否有白细胞、红细胞或尿蛋白等。

（2）对有黄疸症状的患者，以确认是否有尿胆色素的增高，是否有肝胆系统的疾病等。

（3）对有代谢系统疾病的患者，进行尿常规检查可确认有无尿糖、酮体升高，可**筛查**患者有无糖尿病等。

（4）对怀疑泌尿系统结石或肿瘤的患者，尿常规检查可确认有无隐血、红细胞等，以帮助临床早诊及鉴别诊断。

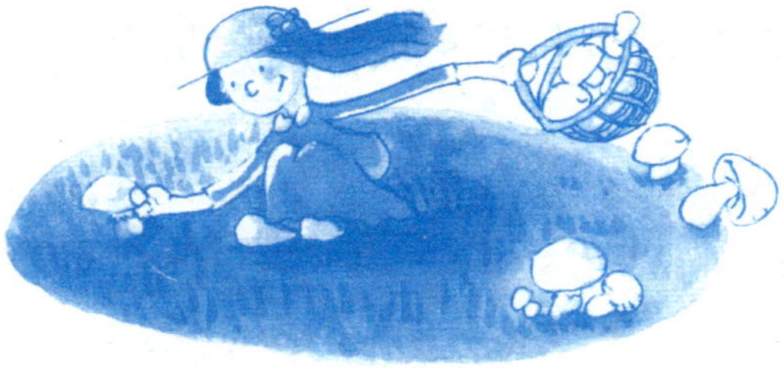

40. 什么是晨尿？尿液常规分析为什么一般要求留取晨尿进行检测？

尿常规检查时一般最好留取晨尿进行送检，那么什么是晨尿呢？晨尿就是清晨起床后第一次排尿时收集的尿液标本。这种尿液标本较为浓缩，尿液中的血细胞、上皮细胞、病理细胞、管型等有形成分的浓度较高、形态也较为完整，有利于尿液形态学和化学成分分析。

41. 什么是中段尿？留取合格的尿常规分析标本有哪些注意事项？

留取尿液常规分析时一般要求患者取中段尿标本进行送检，那么什么是中段尿呢？中段尿顾名思义就是排尿过程中中间排出的尿，即不留先排除的尿，也不留最后排除的尿，只收集留下中间段的尿液。这种标本有什么好处呢？它可以避免男性精液和女性外阴部的一些分泌物混入尿液标本中对检查结果造成影响，从而出现一些检查项目的假性升高。

尿常规分析标本虽然易得，但是留取合格的标本对于得到正确的化验结果也是至关重要的。尤其是尿标本一般由患者自己留取送检，患者更应该遵从医嘱留取标本。那么留取合格的尿常规分析标本还有哪些注意事项呢？

（1）留取尿常规分析标本前到医院指定地点领取清洁的一次性标本容器。

（2）女性患者应避开月经期，在外阴清洁的情况下留取中段晨尿送检。

（3）男性患者应避免精液、前列腺液等对标本的污染。

（4）留取标本后要立即送检。如送检不及时就会导致尿液中细菌增殖、酸碱度改变，细胞等有形成分破裂，造成检测结果的不准确。

42. 什么情况下需要做便常规检查？

一般在患者有腹泻、腹痛、大便习惯改变等症状，怀疑胃肠等消化系统有感染、出血、寄生虫感染或肿瘤时，需要做便常规检查。

43. 便常规检查包括哪些项目，各有什么临床意义？

便常规检查一般包括大便外观、白细胞、红细胞、寄生虫等。大便外观主要是观察大便的颜色和性状，有助于医生初步判断疾病类型；白细胞增多主要见于肠道炎症；红细胞增多主要见于消化道出血、痔疮或肿瘤等；寄生虫主要见于寄生虫感染。

44. 如何留取合格的便常规检查标本？

大便标本也是由患者自己留取送检，同样留取合格的标本对于得到正确的化验结果也是至关重要的。所以患者更应该遵从医嘱留取标本。留取合格的便常规标本还有哪些注意事项呢？

（1）留取便常规检查标本前到医院指定地点领取清洁的一次性防渗漏标本容器。

（2）应留取异常成分的粪便，如含有黏液、脓血等病变成分的标本送检；外观如无异常，需从表面、深处及粪便多处取材送检。送检标本大小以蚕豆大一块为宜。

（3）灌肠标本或服油类泻剂的粪便标本不宜送检。

（4）应避免混有尿液、消毒剂及污水等杂物。

（5）留取后应立即送检。放置时间过久，可能会导致细胞破裂、阿米巴等一些寄生虫的死亡，难以检出异常成分，从而影响检测结果的准确性。

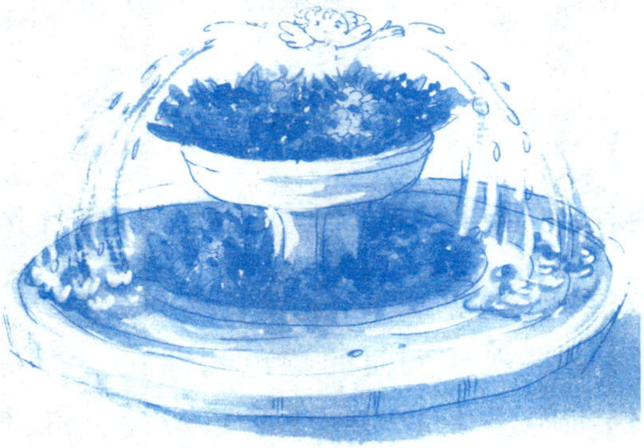

三、治疗篇

45. 结直肠癌有哪几种治疗方法？

总体上讲结直肠癌的治疗与其他肿瘤一样有外科治疗、放射治疗、化学治疗等三种传统的治疗方法，近年来兴起的生物治疗（免疫治疗、基因治疗等）可能在未来会发挥越来越大的作用，但目前疗效尚待进一步的研究证实。中医中药也可发挥一定的辅助治疗作用。

46. 什么是结直肠癌的多学科综合治疗？

就是根据患者结直肠肿瘤的临床和病理分期、部位、病理类型、生物学行为、分子生物学特征以及患者的具体状况有计划地、合理地、个体化地安排现有的各种治疗手段（手术、放疗和化疗），以最大程度地提高治疗效果，尽可能地延长生存期，最大程度地降低治疗的毒副作用，最大程度地保留脏器功能和改善生活质量。

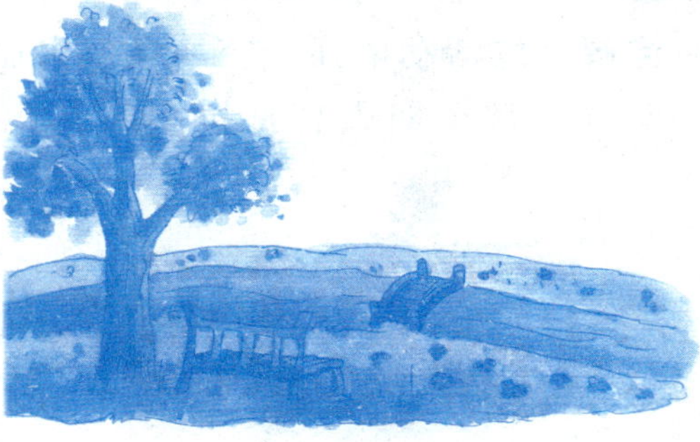

（一）外科治疗

47. 手术前患者为什么需要禁食、禁水?

所谓禁食、禁水，是指禁止吃食物和饮水。一般手术前都要求患者禁食、禁水，其主要目的是排空胃内容物，避免术中、术后发生呕吐造成**误吸**。因为手术操作时刺激腹膜或内脏，有些麻醉药物也可刺激消化系统，造成患者呕吐。而麻醉后，呼吸道的保护性反应已减弱，故呕吐物可**误吸**入呼吸道引起阻塞或吸入性肺炎。

正常人胃内物质排空需要 4~6 小时，当情绪激动、恐惧、焦虑或疼痛不适时，可导致排空速度减慢，因此成人一般在手术前 8~12 小时开始禁食，以保证胃的彻底排空。有些患者偷偷地瞒着医生和护士进食水，这是非常危险的，极易造成手术中**误吸**，甚至导致窒息死亡的严重后果。如果术前禁食、禁水时间不够或又吃了东西，则需推迟手术时间，甚至取消该手术。

48. 月经期患者能接受手术吗?

除非是急诊手术，对月经期患者不宜实施择期或限期手术。因为月经期患者脱落的子宫内膜含有较多**纤溶酶原激活物**，导致血液中**纤维蛋白溶解系统**活动增强，容易导致出血量增多，增加了手术危险性。此外，月经期患者抵抗力减低，增加了感染的风险。

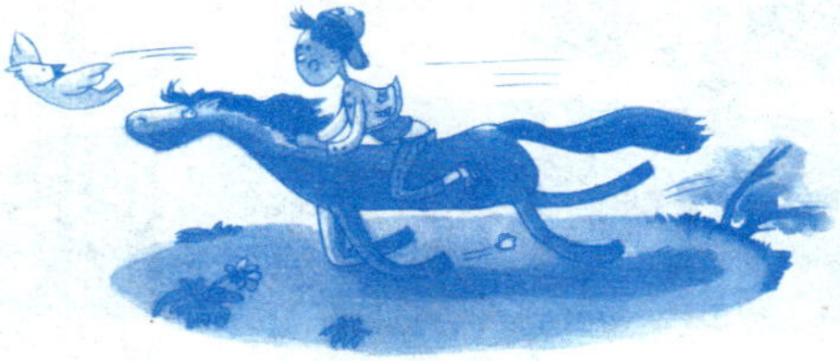

49. 手术当天患者家属应该做点什么?

手术当天患者的直系亲属应该在患者进入手术室前到达病房陪伴患者，这对患者是一个安慰。在手术进行过程中，家属需在手术等候区耐心等待，不要离开，因为在手术中如果发现一些特殊情况，医生需要及时找家属商谈，并请家属做出决策。手术结束后，患者回到病房，在向手术医生和麻醉医生了解病情后，家属就可以按照医院要求留人陪护或由院方监护。

50. 手术前为什么需要患者做好心理上的准备?

手术前有些患者会产生焦虑、紧张、恐惧、不安及抑郁等不良情绪，可影响患者的睡眠、食欲等，导致患者健康状况下降，免疫功能减退，致使机体对病毒、病菌等的抵抗力降低，还可导致患者心率加快、血压升高等问题，将会增加手术的风险及术后发生并发症的机会。因此，积极的情绪和良好的心理准备是保证手术顺利进行的首要条件。

51. 为什么手术前需要患者进行呼吸道准备?

手术后患者因为伤口疼痛而不敢深呼吸、咳嗽和排痰，导致呼吸道分泌物在气道内积聚，降低了肺的通气量，加重气道阻塞，造成肺不张，呼吸道易感染致肺炎，因此需在手术前进行呼吸道准备。

吸烟的患者应该在手术前1~2周停止吸烟，以减少上呼吸道的分泌物。

练习正确咳痰的方法：腹式呼吸（用鼻深吸气，尽力鼓起腹部，屏气1~2秒后，嘴唇微缩成吹蜡烛状缓慢呼气，呼气时腹部自然回缩）数次→深吸气→憋住气→放开声门，收缩腹肌使气体快速冲出将痰咳出。

有呼吸道炎症者，术前应用抗生素、雾化吸入等治疗，待感染控制后才可以接受手术。

52. 手术前一天为什么要为患者做手术区域皮肤准备?

皮肤是机体的天然防御线，手术会破坏此防御线而增加感染的机率。手术前进行皮肤准备的目的就是预防手术后切口感染。皮肤准备通常在手术前一天进行，皮肤准备的内容包括除去患者手术区域的毛发、污垢及微生物。手术区皮肤准备的范围一般应包括以切口为中心，半径在20cm以上的范围。此外，手术前一日患者还应修剪指甲、剃须、洗头、洗澡。小儿可以不剃体毛，只作清洗。

53. 手术当天需要患者做什么准备?

手术日不要化妆，要去除患者的唇膏、指甲油，以便于手术中观察患者末梢血液循环情况；要取下活动性假牙，因为假牙可能会脱落而阻塞呼吸道；取下发卡、假发、金属物品、饰物等，因为金属会导电，饰物会伤及患者；将随身携带的所有贵重物品，如首饰、钱、手表，交由家属保管；如为助听器、隐形眼镜，可暂时戴着，便于与手术室工作人员谈话、沟通，可于手术前一刻取下。患者贴身穿着干净的病服；依照要求禁食、禁水；术前要排空膀胱，其目的是为了避免麻醉后造成手术台上排尿，避免手术过程中误伤膨胀的膀胱，避免患者手术后因受麻醉影响或麻醉未清醒而发生排尿困难。

54. 结直肠癌手术之前需要做哪些术前准备?

（1）营养支持治疗：对于存在术前营养风险的患者，应在手术前1~2周开始肠内或肠外营养支持，纠正低蛋白血症及**电解质紊乱**，改善营养状况。

（2）**肠道准备**：应在术前1~2天开始进无渣饮食，手术前一天晚上灌肠或口服泻药清肠，以减轻术后腹胀。必要时口服肠道制菌药物。

（3）**备皮**：手术前一天应进行**备皮**，剃除手术区域内的毛发和清洁腹部、会阴部。

（4）留置胃管：一般患者可在手术前放置胃管，但对于存在肠梗阻的患者，应在术前几天提前放置胃管，进行胃肠减压，减少术后并发症的发生。

（5）其他准备：吸烟的患者应提前停止吸烟，必要时可采用雾化吸入或口服化痰药物，尽量主动咳痰。

55. 手术前患者为什么要做全面检查?

外科手术是一项有创伤性的诊疗手段，并伴有不同程度的风险。因此，在手术前进行全面的检查是了解患者身体状况、疾病情况、手术耐受能力和可能出现的风险的重要步骤。检查一般包括常规检查和专科检查两方面。手术前常规检查主要包括：血液常规及血型、尿常规、便常规、心电图、胸部正、侧位X线片、超声波检查、肝肾脏功能、血液电解质、**生化全套**、血糖、出凝

血功能、**乙肝两对半**、丙肝、艾滋病、梅毒的等相关病原学检查。专科检查则要根据病变的部位进一步行影像造影、CT、MRI等大型仪器设备的检查，**腔镜检查**、相关肿瘤标志物检查、细胞学检查、肿瘤组织**活检**或穿刺**活检**病理学检查，所有这些都是为准确诊断，仔细制订手术计划，更好地完成手术，保障患者健康。

56. 结直肠癌患者手术前为什么要戒烟?

外科手术，对人体本身是一种创伤，往往需要很长时间才能恢复。几乎所有的外科医生都会劝患者术前戒烟，因为术前吸烟可导致术中及术后诸多并发症：如升高血压、诱发心绞痛、支气管哮喘等，同时术后咳嗽咳痰以及肺部并发症增多，术后咳嗽增加腹腔压力，可能导致伤口裂开。

57. 术前戒烟多长时间有效?

戒烟早期，有些患者咳痰量会增加，还有些患者出现新的气道反应性疾病或原有症状加重。戒烟早期还可能出现与尼古丁戒断相关的激动和焦虑症状（也就是烟瘾发作）。停止吸烟2天（至少12小时），吸烟产生的有害物质和尼古丁水平降至正常，机体由于吸烟导致的缺氧状态会有所改善，但研究表明，只有戒烟6~8周以上，手术后呼吸系统并发症才有显著降低。但癌症手术基本上都是择期手术或限期手术，往往不能等这么久才实施手术，至少在手术前戒烟2天还是应该能做到的，当然，彻底戒掉更好。

58. 糖尿病患者，一直口服降糖药，手术前应否停药，什么时间停药合适？

结直肠癌手术后，糖尿病患者通常无法口服降糖药物。因此，静脉使用胰岛素成为了术后控制患者血糖的主要方法。一方面，患者营养摄入的方式由术前的经口进食变成了经静脉营养输液；另一方面，血糖控制由口服降糖药变成了静脉使用胰岛素，因此，想要在很快的时间内将血糖控制得非常平稳是有一定难度的。医生通常在术前1～2天开始给患者输注静脉营养，并摸索胰岛素用量，根据监测血糖的结果将胰岛素用量由少往多调整。手术后，因为身体应激反应的影响，血糖会比术前更高，需要进一步调整胰岛素的用量。因此，**围手术期**血糖控制是一个随时监测、随时调整的过程。

当术后患者开始进流食、半流食时，医生会逐渐减少输液中胰岛素的用量，并逐步恢复使用口服降糖药物。

59. 术前需要履行哪些知情同意手续？什么人有资格签署手术知情同意书？

患者知情同意即是患者对病情、诊断和治疗（例如手术）方案、治疗的益处及可能带来的风险、费用开支、临床试验等真实情况有了解与被告知的权利，患者在知情的情况下有选择接受与拒绝的权利。按卫生部门要求应由患者本人签署知情同意书。当患者不具备完全民事行为能力时，才会由其法定代理人签字；患者因病无法签字时，也可以由其授权的人员签字。患者的知情同意选择权是每一个患者都具有的权利，知情同意书可以作为医疗机构履行说明告知义务的证据，也是患者及家属行使知情权的证据。让患者及其亲属能客观认识诊疗目的、效果、可能产生的并发症及意外等情况，充分享有知情权。

在患者接受诊治的过程中，需要患者履行的知情同意手续包括以下几个方面：

（1）术前、术中知情手续：所有手术前主管医生会与患者进行术前谈话，并签署手术知情同意书，其内容包括术前诊断、手术指征、手术方式、可选择的诊疗方法及优缺点、术中和术后的危险性、可能的并发症及防范措施。术中置入身体的内置物（如吻合器、固定器等），术前谈话中会记明选择的类型；术中病情变化或手术方式改变需及时告知患者家属并由被委托人书面在告知单上签名。手术的不确定因素较多，手术引起患者新的疾病甚至死亡的风险与疾病的治疗效果相伴相随。有时候手术可能达不到根治疾病的目的，达不到患者希望的理想状态，甚至使患者失去生命。手术风险具有不确定性、不可预测性等特征。

（2）如果在治疗中进行临床试验、药品试验、医疗器械试验及其他特殊检查、特殊治疗，主管医生将在治疗前向患者及家属告知相关情况，征求意见，由患者及家属签署同意检查、治疗的知情同意书。

（3）创伤性诊疗知情手续：对患者进行任何创伤性诊疗均需进行谈话告知并签写同意书；内容包括当前的主要病情、采取创伤性诊疗活动的目的及必要性、医疗风险、其他可选择的诊疗方法及优缺点、可能的并发症、注意事项及防范措施。

（4）麻醉知情制度：在进行麻醉操作前，麻醉医生会告知患者相关情况并由患者或被委托人签写同意书；告知内容包括术前诊断、麻醉名称及方式、麻醉风险、防范措施。

（5）输血知情制度：输血前主管医生会向患者告知相关情况并由患者或被委托人签写同意书；告知内容包括输血的目的、必要性、种类、数量、可能发生的风险、并发症及防范措施。

60. 手术前患者及家属需要了解哪些内容？

手术前的患者和家属最重要的是要解除思想顾虑，做好心理和生理各个方面的准备。患者及家属可以向主管医生或主刀医生咨询手术目的、麻醉方式、手术方式以及术中、术后可能出现的各种风险或不适等情况。同时配合医务人员的指导做好术前准备，术前因疾病服用药物的应向医生说明，以明确是否需要停药。

61. 为什么要签署知情同意书？

签署知情同意书是国家法律法规的要求，国务院颁布实施的《医疗机构管理条例》第33条规定："医疗机构施行手术、特殊检查或者特殊治疗时，必须征得患者同意，并应当取得其家属或者本人同意并签字；无法取得患者意见时，应当取得家属或者关系人同意并签字。"《执业医师法》第26条规定："医生进行实验性临床医疗，应当经医院批准并征得患者本人或者其家属同意。"

人的生命健康权是受法律严格保护的，个人身体所蕴含的生命和健康，只有自己有处置权，其他任何人无权处置。手术这种有风险性的医疗行为包含着对患者身体即健康权、生命权的处置。医生有手术技能，但又无权擅自处置患者身体，患者出于治疗疾病的目的，须授权医生为自己实施手术。在手术知情同意书的签名正是患者对其身体支配权的外部表现形式。

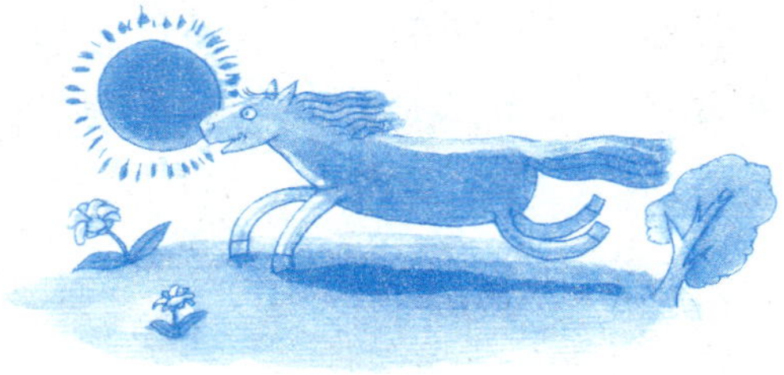

62. 手术知情同意书中写了那么多并发症，是否都会发生？

并发症是指患者发生了现代医学科学技术能够预见但却不能避免和防范的不良后果，一般分为两种情况：一种是指一种疾病在发展过程中引起另一种疾病或症状，如消化道肿瘤可能有引发肠梗阻、肠穿孔或大出血等并发症。另一种是指在临床诊疗和护理过程中，患者因治疗一种疾病而合并发生了与诊疗这种疾病有关的另一种或几种疾病或症状。外科手术并发症是影响手术效果极为重要的因素，也常常是损害患者健康甚至致死亡的重要原因。手术知情同意书中写的并发症均是基于手术对组织器官损坏可能带来的病症，术中、术后是否发生并发症受多种因素影响，每位患者的自身状况、疾病情况、医疗单位及医生的技术水平等许多因素都是影响并发症的因素，并发症的发生的机率也受多种因素影响，比如高龄患者手术并发症发生的机率就大于年轻患者。并不是手术知情同意书中写的并发症都会发生，医护人员也在尽力减少并发症的发生。

63. 主要的麻醉方法有哪些？

主要的麻醉方法有三种：全身麻醉（简称全麻）、局部麻醉（简称局麻）和椎管内麻醉。

每一种麻醉还有许多不同的形式和操作方法，麻醉医生会根据手术方式和患者自身状况选择最佳的麻醉方法。

64. 什么是全身麻醉?

麻醉医生可以通过呼吸面罩或气管导管给患者吸入全身麻醉药，也可以通过静脉途径给患者注射麻醉药。麻醉药物产生中枢神经系统抑制，大脑不能从神经系统那里接受任何的疼痛信号，患者表现为暂时神志消失、全身痛觉丧失、遗忘、反射抑制和骨骼肌松弛。麻醉药物对中枢神经系统抑制的程度与体内药物浓度有关，并且可以控制和调节。全身麻醉期间，麻醉医生会使用各种设备严密监测患者的**生命体征**和各重要脏器的功能，适当调整麻醉深度。这种抑制是完全可逆的，手术结束后停止使用麻醉药物，体内残存的麻醉药物可以被代谢分解或从体内排出，患者的神志及各种反射会逐渐恢复。

65. 全身麻醉对大脑会不会有损伤?

常有患者问麻醉医生“全身麻醉会不会损伤大脑影响智力或记忆力?”回答是不会的。目前临床使用的所有全身麻醉药其作用都是短暂的、一过性的，即停止使用后经过短时间的代谢分解，排出体外，其麻醉作用也会完全消失，更不会遗留中枢神经系统的任何伤害和不良反应。因此不必担心全身麻醉会损伤患者的大脑。

66. 什么是局部麻醉?

局部麻醉是将局麻药应用于身体外周局部神经时，只产生躯体某一部位的麻醉，使该部位不感觉疼痛。局部麻醉也是完全可逆的，不产生组织损害。常用的局部麻醉有表面麻醉、局部浸润麻醉和神经阻滞麻醉。表面麻醉是将局麻药与局部黏膜（如眼黏膜、鼻腔黏膜、口腔黏膜等）直接接触，穿透黏膜作用于神经末梢而产生局部麻醉作用。我们经常所说的局麻主要是指局部浸润麻醉。局部浸润麻醉是沿手术切口分层注射局麻药，麻醉组织中的神经末梢而产生局部麻醉作用。神经阻滞麻醉不是把局麻药用于神经末梢，而是把局麻药注射于神经干（丛）旁，阻断神经的传导功能，达到手术无痛，常用的神经阻滞麻醉有臂丛麻醉和颈丛麻醉。

67. 什么是椎管内麻醉？

广义上讲椎管内麻醉也属于局部麻醉的范畴，但所能麻醉的范围更广，因其独特的解剖特点而单归一类。硬膜外麻醉和蛛网膜下腔麻醉（简称腰麻）都属于椎管内麻醉。椎管是椎骨和周围韧带围成的管状结构，内有脊髓，脊髓周围依次有软脊膜、蛛网膜和硬脊膜包裹，硬脊膜和蛛网膜毗邻比较紧密，在椎骨和周围韧带与硬脊膜之间的潜在性间隙称为硬膜外腔，在蛛网膜与软脑膜之间的潜在性间隙称为蛛网膜下腔。在后背的适当位置经椎骨间穿刺把局麻药注入硬膜外腔即硬膜外麻醉，把局麻药注入蛛网膜下腔即蛛网膜下腔麻醉。

68. 椎管内麻醉后会不会落下腰痛的毛病？

椎管内麻醉是在后背的适当位置进行穿刺经过脊椎间的间隙给药而达到暂时阻断神经的作用，操作过程中穿刺针要依次经过腰背部特定的皮下组织、肌肉、韧带等，虽然针头非常细小可能也会导致腰背部的肌肉、韧带损伤，这些损伤的组织需要有修复的过程，所以椎管内麻醉后腰部会有轻微不适或疼痛，只要术后注意休息，一般1～2周后都可痊愈，不会落下长期腰痛的后遗症。

69. 什么是局麻强化麻醉？

有些可以在局部麻醉下完成的手术，由于患者会感觉到紧张、恐惧，甚至不配合行为，需要在局部麻醉的同时辅助基础麻醉。基础麻醉就是静脉应用一些药物使患者进入一类似睡眠但非麻醉的状态，患者保留自主呼吸，对手术过程无知晓。手术过程中要求麻醉医生连续监测患者的心电图、呼吸、血氧等重要**生命体征**，掌握好用药剂量和浓度，同时要准备好急救设备，及时发现和处理一切异常情况。

70. 通常所说的“全麻”或“半麻”指的是什么？

“全麻”即全身麻醉，手术中患者将完全失去知觉和痛觉，医生经静脉将麻醉药物注入患者的体内，在患者睡着后将气管插管插入，帮助患者呼吸，并吸入麻醉气体。“半麻”包括：硬膜外麻醉、腰麻（蛛网膜下腔麻醉和腰硬联合麻醉）。“半麻”下患者是清醒的，如果患者希望睡着，也可以给予镇静剂。

71. 什么是气管插管？会不会很难受？

全身麻醉后患者的自主呼吸消失，为确保患者呼吸道通畅，需要在患者的气管内置入一根气管导管与麻醉机相接行控制呼吸。气管导管通常从患者的口腔或鼻腔插入气管内，插管前麻醉医生会从静脉注射一些药物使患者意识消失、呼吸停止、肌肉松弛（临床上称为麻醉诱导），然后才行气管插管，所以患者对整个插管过程没有感觉，也不会感到难受。

72. 麻醉会有什么风险吗？

麻醉的风险性不仅与外科手术大小、种类、麻醉方法有关，而且还与患者术前的身体状况及内、外科疾病有关。实施麻醉后会影响患者生理状态的稳定性、手术创伤和失血可使患者生理功能处于**应激状态**、外科疾病以及并存的内科疾病会引起不同程度的病理生理改变，这些都能增加麻醉的风险。因此“只有小手术，没有小麻醉”。麻醉医生的工作就是使这些风险降到最低，手术前会完善一些必要的检查和准备，将患者的身体调整到最佳状态，手术过程中会利用先进的仪器随时监测患者的**生命体征**，以保证麻醉安全。如发现由于手术、麻醉或是患者原有的疾病产生威胁患者生命的问题时，会及时采取各种措施，维持患者生命功能的稳定。

73. 为什么麻醉医生术前要访视患者？

为减少麻醉手术后并发症，增加手术安全性，麻醉医生需要在手术麻醉前对患者的全身情况和重要器官生理功能作出充分的评估，评定患者接受麻醉和手术的耐受力，并采取相应的防治措施，选择适当的麻醉药物及方法，这都需要手术前对患者进行访视。麻醉医生在手术前需要了解的情况包括：①病史：患者是否有心脏病、高血压、糖尿病、气管炎、哮喘、青光眼等疾病？②过敏史：患者是否对药物（尤其是麻醉药）和食物过敏？**过敏**

反应是否很严重？③手术及麻醉史：患者是否接受过手术和麻醉？有无不良反应等。④生活习惯：患者是否吸烟？每天吸几支烟？是否经常喝酒？睡眠好不好？等等。麻醉医生根据患者的不同情况制订相应的麻醉方案，同时向患者及家属解释有关的麻醉注意事项，回答患者提出的问题。签署麻醉知情同意书和决定术后镇痛方式也是在手术前访视时完成。总之，有效的手术前访视可以让麻醉医生对将要进行的麻醉做到心中有数，是患者麻醉安全的重要保证。

74. 手术前患者一直在服用的心血管药物（例如降压药、抗凝药、治疗心律失常的药）需要停用吗？

降压药及治疗心律失常的药物手术前不要停药，手术当天早晨也要继续服用，这样有利于手术中维持患者的循环稳定，降低手术风险。围术期抗凝药的应用有严格的要求，要咨询主管手术医生和麻醉医生。

75. 患者可以选择麻醉方式吗？

可以。一些手术可以采用多种麻醉方法，麻醉医生在了解、分析手术要求和患者具体情况之后，将会选择一种合适的麻醉方法，并告知患者并做必要的解释。如患者对某种麻醉有自己的看法，可以对医生提出，医生会考虑患者的意见并结合麻醉原则要求制定出安全、有效、舒适的麻醉计划。

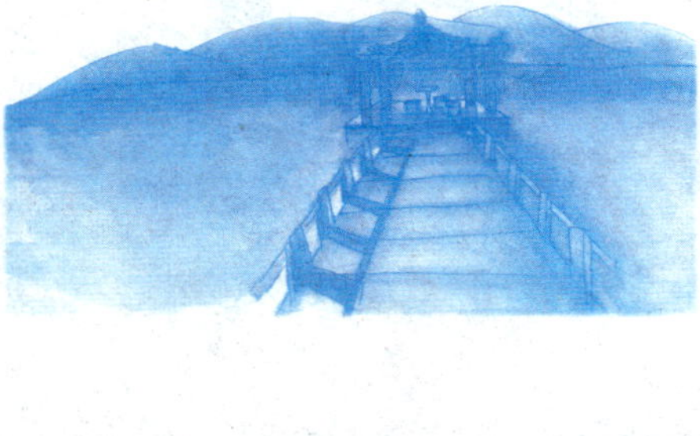

76. 为什么要签署麻醉知情同意书？家属可以代签吗？

由于个体差异及合并疾病的不同，每个人对麻醉的耐受和反应都不一样，麻醉过程中可能会出现意外和并发症。任何麻醉都伴随着一定的风险，作为患者及家人，有必要也有权利充分了解麻醉存在的风险，这就是为什么手术患者都要进行麻醉前谈话并签字的原因。

原则上只要患者有一定的认知能力，那么患者的意愿永远是第一位的，应该由患者本人签署术前麻醉知情同意书，这是患者的权利。但如果家属和患者本人有良好的沟通，家属能够代表患者的意愿，患者本人又签署了委托协议，委托给某位家属替患者做主，那么这位家属可以代签麻醉知情同意书。

77. 手术前患者特别紧张怎么办？

任何人接受手术治疗时都会紧张，这是正常的反应。消除患者的紧张心理是麻醉医生术前访视要做的一件事，访视时麻醉医生应向患者解释手术前、后的程序，患者也应要放松心情，对有疑问的问题可向医生咨询消除疑虑。患者家属应该配合医生做一些安慰工作，尽量减轻患者的紧张情绪。如果患者晚上不能入睡可告诉值班医生，值班医生可以给患者服用一些安眠药物帮助睡眠。手术前充足的休息，保持良好的体力对手术和术后恢复很重要。

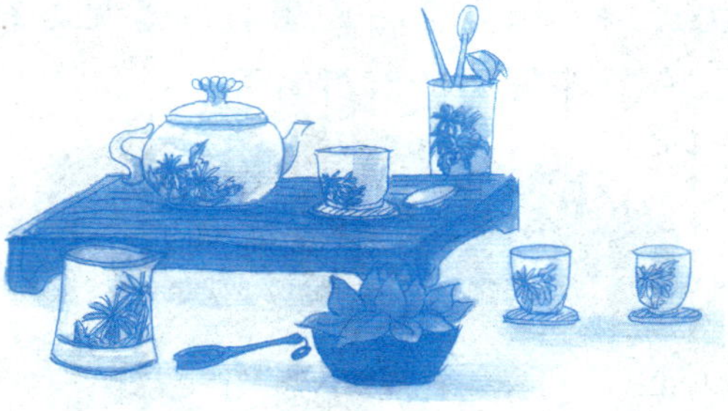

78. 肿瘤患者通常采用什么麻醉方式?

肿瘤手术的麻醉方式有多种：吸入或静-吸复合全身麻醉、持续硬膜外麻醉、局部阻滞麻醉等。麻醉方式要结合肿瘤患者的具体情况及手术特点来选择，既要保证患者安全，还要满足手术中无痛、肌肉松弛、消除内脏牵拉反射等手术要求。目前，大部分结直肠肿瘤手术因为手术需要切除的范围大，对麻醉的要求较高，所以通常采用全身麻醉。也有一些小的手术会采用其他的麻醉方式。

79. 术前化疗对麻醉有影响吗?

使用化疗药后会对身体各脏器产生毒性作用，主要表现为心脏毒性（心功能不全、心律失常、心电图改变等）、**骨髓抑制**、重要脏器功能损害（肝、肾、肺等）、**胃肠道反应**、**过敏反应**等，化疗药也会与麻醉药物产生相互作用，增加麻醉和手术的风险。不过作为患者不用担心，麻醉医生会根据患者的身体状态和所用的化疗药物制订相应的麻醉方案，以确保患者术中安全平稳。

80. 患者应该怎样配合麻醉和手术?

麻醉与手术能否顺利进行，除了医务人员的技术水平和认真负责的工作精神外，患者配合也十分重要。

（1）要树立信心，相信医生，放松心情。过分紧张，睡眠不好，可使手术当天血压波动，影响麻醉和手术。

（2）要严格按照医生的嘱咐进行准备。对医生要讲实话，尤其是全身麻醉手术前，是否吃了东西，是否发热，女性患者是否有月经来潮等都应先告诉医生，让医生考虑是否暂停手术，以免引起不良后果。

（3）进手术室前，要排空大、小便，戴有活动假牙的患者要取下假牙，以防麻醉插管时脱落，误入食管或呼吸道。不要把贵重物品带进手术室。

（4）不同的手术，不同的麻醉，所采取的体位不同。腰麻和硬脊膜外麻醉，需患者采取坐位或侧卧位进行穿刺操作，当医生和护士为您摆好体位后，不能随意移动或改变，如有不适或疼痛，可告诉医生，乱动会影响穿刺操作。

（5）有的手术要插导尿管或胃管，这些导管都会给您带来一些不适或疼痛，需要忍受，千万不能随意将导管拔出。

（6）非全身麻醉手术，患者在手术台上处于清醒状态，应安静闭目接受手术，不要随意和医护人员谈话，更不要胡乱猜疑医护人员的某些话，以免引起误会或枉背包袱。

81. 松动的牙齿或假牙对麻醉有什么影响吗？

如果您有松动的牙齿或者假牙的话，麻醉医生在气管插管时可能会损伤到牙齿，导致牙齿脱落、牙龈出血，牙齿可能会掉入气管引起窒息。所以对于活动性的或能取下的假牙，术前要求全部取下，交家属保存。特别是前面的单颗假牙最好摘掉，后面的固定假牙没有关系，整口的假牙不用摘掉，戴着还可以保护牙龈，起支撑作用。明显活动的前门牙，在手术前应请口腔科医生处理。

82. 年龄不同对麻醉的反应有什么不同？

一般来讲，处于相同环境中年龄越大，麻醉与手术风险越大。与年轻患者相比，老年患者常合并有糖尿病、高血压、心血管疾病、脑血管病等全身性疾病，这些高危险因素会增加手术及麻醉的困难程度。对于老年患者，除非紧急手术，需要在手术前将患者的各项合并症尽可能控制在代偿良好的范围内，以降低麻醉风险。老年患者对于麻醉药的耐受程度、代谢排泄都要差于年轻患者，麻醉风险增加。但麻醉和手术的风险是由多种因素决定的，比如麻醉医生的经验、患者所就诊医院的综合实力等，所以手术风险应该结合环境因素综合判断，只要准备充分，给老年人做手术也可顺利完成。

83. 患者在被接入手术室前应做好哪些准备？

准备接受手术治疗的患者除按医嘱做好**备皮**、禁食、禁水等准备外，在被接入手术室前还需注意做好以下事项①请将假牙摘下交给家属保管，以免术中脱落造成意外；请将手表、首饰发卡等摘下，以防止造成压疮及意外伤害；请勿将钱及贵重物品带入手术室，以防遗失。②有以下情况时请告知医护人员：发热或月经来潮，体内有金属植入物、起搏器，对某种药物及消毒液有过敏史。③不要涂口红和指甲油，以免影响医护人员观察病情；若纹过唇，须告知医护人员。④患者在被接入手术室前请排空大、小便；身穿住院患者服（不穿任何自己衣物）入手术室。

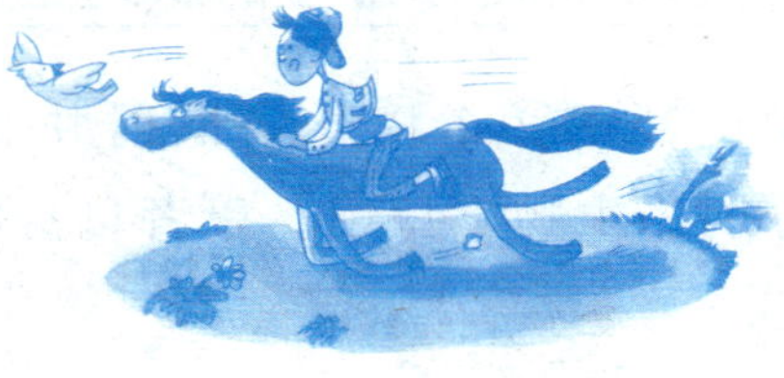

84. 患者进入手术室后医务人员为什么要反复核对患者信息？

为加强对医疗机构的管理，指导并规范医疗机构手术安全核查工作，保障医疗质量和医疗安全，卫生部制定了的《手术安全核查制度》，该制度的规范要求手术前进行核查工作。核查内容主要包括以下三方面：

（1）患者身份核对：医务人员通过核对姓名、科室、床号、病案号、腕带信息等确定患者的身份。对于可能服用镇静剂、听力障碍、身份无法确认的昏迷手术患者，可以通过核对其腕带上的姓名、病案号进行身份确认。

（2）手术部位核对：涉及有双侧、多重结构（手指、脚趾、病灶部位）、多平面部位（脊柱）的手术时，在患者接入手术室前，医生将对手术侧或部位进行作手术标识。巡回护士接患者入手术间前，需进行手术部位标识的核对。

（3）一般情况的核对：如禁食、禁水情况，有无假牙、过敏史、既往病史情况，既往手术史等。

手术安全核查工作要由具有执业资质的手术医生、麻醉医生和手术室护士三方，分别在麻醉实施前、手术开始前和患者离开手术室前，共同对患者身份和手术部位等内容进行核查的工作。其宗旨就是要保证患者的医疗安全，希望患者予以理解和配合。

85. 结直肠癌外科治疗遵守的原则是什么？

①手术前明确诊断；②个体化：根据肿瘤的位置、病理类型、分化程度、分期、生物学特性、患者自身的身体状况和条件

选择合理的手术方式和手术范围，切除足够的肿瘤周围组织和彻底的淋巴结清扫，做到既不切除不足，降低手术的根治性，又做到不手术过度，切除不必要的组织和器官；③综合治疗：明确外科治疗的作用，把外科治疗作为综合治疗的一部分；④无瘤原则：防止医源性肿瘤播撒。

86. 什么叫根治性手术？什么叫姑息性手术？

根治性手术是指以力求达到根除疾病为目的的外科手术，属于局部治疗手段，对不同恶性肿瘤实施根治性手术切除的范围都有具体规定，是恶性肿瘤外科治疗的标准术式之一。对于绝大多数早期恶性肿瘤患者通过根治性手术可以达到根治的目的。

但需注意的是，根治性手术并非都能达到根除肿瘤的目的，此外，某些早期癌症并不需要切除如此大的范围也能达到“根治”的效果，并能保留器官的功能。因此，患者及家属应该听取医生们的建议是否实施根治性手术或保留器官功能的手术。

姑息性手术是指以解除并发症、减轻患者痛苦、提高生活质量，延长生存期、减轻体内肿瘤负荷为目的切除原发病灶或转移性病灶的手术。

87. 什么是择期手术、限期手术和急诊手术？

外科手术根据疾病的危急程度分为择期手术、限期手术和急诊手术。

急诊手术是指需要在最短的时间内必须进行的紧急手术，否则会危及患者的生命，如肝、脾破裂导致出血的手术。

限期手术是指需要在一定限期内实施的手术。即外科手术时间不宜过久延迟，手术前也有一定的准备时间，否则会影响其治疗效果或失去治疗的有利时机的一类手术。如各种恶性肿瘤的根治性手术。

择期手术是指可以选择适当的时机实施的手术，手术时机的把握不致影响治疗效果，容许术前充分准备或观察，再选择最有利的时机施行手术。如对良性病变进行的手术、整形类手术等。

88. 结肠癌主要的手术方式有哪几种?

（1）右半结肠切除术：适用于盲肠、升结肠及结肠肝曲部的癌肿。切除范围：回肠末端15~20cm、盲肠、升结肠及横结肠的右半，连同所属系膜及淋巴结。肝曲的癌肿尚需切除横结肠大部及胃网膜右动脉组的淋巴结。切除后作回、结肠端端吻合或端侧吻合。

（2）左半结肠切除术：适用于降结肠、结肠脾曲部癌肿。切除范围：横结肠左半、降结肠、部分或全部乙状结肠，连同所属系膜及淋巴结。切除后结肠与结肠或结肠与直肠端端吻合。

（3）横结肠切除术：适用于横结肠癌肿。切除范围：横结肠及其肝曲、脾曲。切除后做升、降结肠端端吻合。若吻合张力过大，可加做右半结肠切除，做回、结肠吻合。

（4）乙状结肠癌的根治切除：根据癌肿的具体部位，除切除乙状结肠外，或做降结肠切除或部分直肠切除。做结肠-结肠或结肠-直肠吻合。

（5）伴有肠梗阻患者的手术：术前做**肠道准备**后如肠内容物明显减少，患者情况允许，可做一期切除吻合，术中将采取保护措施，尽量减少污染。如肠道充盈，患者情况差，可先做肿瘤近侧的结肠造口术，待患者情况好转后再行二期根治性切除术。

（6）不能做根治术的手术：肿瘤局部浸润广泛，或与周围组织、脏器固定不能切除时，若肠管已梗阻或不久可能梗阻，可用肿瘤远侧与近侧的短路手术，也可做结肠造口术。如果有远处脏器转移而局部肿瘤尚允许切除时，可用局部姑息切除，以解除梗阻、慢性失血、感染中毒等症状。

（7）结肠癌局部切除术：对肿瘤直径<2cm的病变，病理为高级别上皮内瘤变，腺瘤恶变，病变近局限于黏膜层及黏膜下层者可采用结肠节段切除术。

（8）腹腔镜结肠癌手术：近年来伴随医疗技术及生物器械的进展，微创手术理念及技术的逐渐成熟，结肠癌应用腹腔镜操作已基本成熟。

89. 结肠癌在什么情况适合采用手术治疗？

（1）全身状态和各脏器功能可耐受手术。

（2）肿瘤局限于肠壁或侵犯周围脏器，但可以整块切除，区域淋巴结能完整清扫。

（3）已有远处转移，如肝转移、卵巢转移、肺转移等，但可全部切除，可酌情同期或分期切除转移灶。

（4）广泛侵袭或远处转移，但伴有梗阻、大出血、穿孔等症状应选择姑息性手术。

90. 结肠癌在什么情况不适合采用手术治疗？

（1）全身状态和各脏器功能不能麻醉和耐受手术。

（2）广泛远处转移和外侵，无法完整切除，无梗阻、穿孔、大出血等严重并发症。

91. 直肠癌根治术的原则是什么?

直肠癌的根治切除是直肠癌最重要的治疗手段，是保证治疗效果的关键，所以进行规范、合理的手术治疗就显得非常重要。其根治手术应遵循以下原则：充分的原发灶切除，保证充足的切缘，特别要保证下切缘及环周切缘的阴性，切除合理的足够的周围正常组织；合理的淋巴结清扫范围；直肠全系膜切除（TME）；注意保留盆腔自主神经，尽可能保留器官结构的完整，保护脏器功能，改善生活质量。

92. 直肠癌外科治疗的术式有几种?

直肠癌的外科术式较多，大致可分为以下几种：经腹根治性前切除术，是保留肛门的直肠癌根治术；腹会阴联合切除术，经腹壁和会阴两个切口进行的直肠癌根治术，需永久性结肠腹壁造口；局部切除术，如经肛门局切、经骶局切、经阴道局切、内镜经肛门局切等；其他，如切除直肠肿瘤、远端直肠闭锁、近端结肠造瘘的Hartmann术及姑息性结肠造瘘术等。

93. 直肠癌术式的选择有哪些依据?

（1）肿瘤的位置：肿瘤距肛门的距离是决定术式的关键因素。如果肿瘤距离肛门位置太低，则根治术时无法保留肛门。

（2）肿瘤的临床分期：对严格选择的 T_1 期直肠癌可行局部切除术，对已侵犯肠壁全层的直肠癌或已有淋巴结转移的直肠癌应严格保肛手术指征。

（3）肿瘤的组织学类型和分化程度：手术前活检可以明确组织类型和分化程度，对黏液腺癌、印戒细胞癌、未分化癌应切除更多的直肠远端和周围组织，保肛指征应从严掌握。

（4）患者的自身情况：一般情况：如营养状况、是否合并较重的重要脏器疾病等；年龄；肥胖，骨盆解剖情况等，对女性、骨盆较宽、较瘦的患者保肛指征可适当放宽。

（5）患者的保肛愿望：对于保肛愿望强烈的直肠下端癌患者，应和患者进行充分的沟通和交流，使患者对疾病有充分的认识，积极配合治疗。根据具体情况选择合理的术式。

总之，应根据肿瘤和患者的具体情况综合考虑，个体化地确定手术方式，一味地扩大手术，或者一味地为了保肛而缩小手术都是不可取的。

94. 什么是腹会阴联合根治术？

就是对低位直肠癌和肛管癌采用的一种根治术，采用下腹壁及会阴部两个切口，手术范围包括：切除整个肛门、肛管直肠及其周围的肛提肌和脂肪组织，还要切除盆腔内的直肠、直肠系膜、及部分乙状结肠，腹壁行永久性乙状结肠造瘘。这种术式对手术创伤大，且需要切除肛门，行永久性结肠造口，所以需要严格把握手术适应证。

95. 什么是直肠癌的保留肛门手术？

保肛手术指所有不破坏肛门括约肌的解剖和功能的直肠癌手术，其目的是在不影响患者的远期生存，又不增加局部复发的前提下，保留肛门良好的排便和控便能力。包括各种入路的直肠癌局部切除术，经腹前切除术、拉出式直肠癌切除术、经腹经肛直肠切除术。由于在根治术的同时，保留了肛门，保证了较高的远期生存率，又改善了生活质量，所以保肛手术越来越受到医生和患者的欢迎，特别是由于吻合器的广泛应用，使越来越低位置的直肠癌接受保肛手术成为了可能。但手术的根治性永远是手术的第一追求，保肛手术不能无原则地盲目进行。

96. 什么是直肠癌全系膜切除术?

直肠癌全系膜切除术式是英国外科医生 Heald 于 1982 年最早提出并实施的。因为能明显降低局部复发率，提高远期生存率，目前已成为中低位直肠癌的标准术式。其原则是：手术在骶前间隙中锐性分离；保证盆筋膜脏层的完整；切除全部的直肠系膜或至少切除肿瘤远端 5cm 的直肠系膜；直肠远端切缘距肿瘤下缘 2cm。在经过选择的低位直肠癌病例中，只要能保证阴性切缘，直肠远切端缘 1cm 也是可以接受的。尽可能把清扫范围外的可疑淋巴结切除或**活检**，但不推荐扩大的**淋巴结清扫术**。

97. 哪些直肠癌适合经肛局部切除术?

（1）肿瘤距肛缘 8cm 之内。

（2）肿瘤侵犯黏膜层或黏膜下层。

（3）侵犯肠周径小于 30%。

（4）肿瘤小于 3cm。

（5）肿瘤活动，不固定。

（6）高-中分化。

（7）无血管淋巴管侵犯的证据。

（8）治疗前经充分的影像学检查无淋巴结肿大的证据。

（9）切缘大于肿瘤边缘3mm，且保证切缘阴性。

98. 什么是直肠癌的经腹前切除术?

直肠癌的经腹前切除术是美国医生Dixon于1948年开始推广的直肠癌根治术，所以又叫Dixon术。是既根治了肿瘤，又保留了肛门，符合生理要求，是直肠癌切除术中保持排便功能效果最好的手术。一般适用于中高位直肠癌。经过严格选择的低位直肠癌也可行此术式，但必须保证手术的根治性。

99. 什么是Hartmann手术?

Hartmann手术就是经腹切除直肠肿瘤，远端直肠闭锁，近端乙状结肠造瘘。其**适应证**为：年老体弱，一般状态差，不能耐受腹会阴联合切除术，或者不能保证吻合口顺利愈合；直肠癌局部晚期，广泛外侵，原发瘤可以姑息切除，但复发机会高；直肠癌梗阻或穿孔，急诊手术，不能耐受腹会阴联合切除术或吻合后发生吻合口瘘的机率高。

100. 哪些直肠癌适合经肛腔内微创手术?

直肠癌经肛腔内微创手术（TEM）是1984年开始应用于临床的一种术式，经肛门在内镜直视下行微创手术，要求行直肠壁全层切除。其**适应证**为：

（1）肿瘤距肛缘10cm之内。

（2）肿瘤侵犯黏膜层或黏膜下层。

（3）侵犯肠周径小于30%。

（4）肿瘤小于3cm。

（5）肿瘤活动，不固定。

（6）高-中分化。

（7）治疗前经充分的影像学检查无淋巴结肿大的证据。

（8）保证切缘阴性。

101. 什么是直肠癌的功能性根治术？

直肠癌的功能性根治术即在行直肠癌根治术的同时保留盆腔的自主神经，既保证了肿瘤的根治性，最大程度地延长生存期，又尽可能地保留了患者良好的性功能、性满意度和排尿功能，提高了生活质量。

102. 什么是腹腔镜结直肠癌手术？

结肠癌腹腔镜切除术是一种新型的微创切除技术，始于20世纪80年代末，发展到现在逐步完善、成熟。具体操作方法是：通过腹腔镜在显示屏上显示腹腔内的病变，并在它的指导下通过专用的套管置入各种操作系统，进行分离、止血、切除、吻合等操作。现有的前瞻性研究结果显示，腹腔镜结直肠手术已被证明是一个安全的手术，腹腔镜结直肠癌手术和开放的结直肠癌手术二者在淋巴结清扫、切口**种植**和术后生存率方面相近，说明腹腔镜手术适用于结直肠外科。目前，几乎所有的传统开放结直肠手术均可应用腹腔镜技术完成，主要包括右半结肠切除术、左半结肠切除术、乙状结肠切除术、全结肠切除术和直肠切除术（Miles手术、Dixon手术）等。

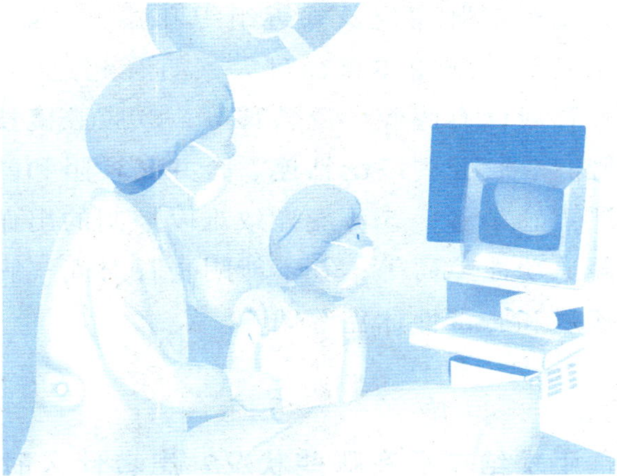

103. 腹腔镜结直肠手术有什么优势?

腹腔镜结直肠手术尽管在结直肠癌的应用上仍存在争议，但越来越多的证据表明其在肿瘤治疗的远期疗效上与开腹手术的效果是相似的，所以在临床上的广泛应用是未来的必然发展趋势。与传统的开腹手术比，具有以下优势：创伤小，腹壁切口小，外表美观；术后疼痛轻；伤口愈合快；胃肠道及全身恢复快；术后并发症发生率低；住院时间短。

104. 结直肠腹腔镜手术的适应证及禁忌证有哪些?

腹腔镜结直肠癌的手术**适应证**与开腹手术大致相同，适用于早期和进展期结直肠癌，包括：①根治性手术，适用于各段结直肠癌，总体而言横结肠、低位直肠癌难度较大，切除范围包括肿瘤所在肠襻、系膜及其区域淋巴结等；②姑息性手术，对晚期伴有广泛转移的结直肠癌，行腹腔镜肠造口、姑息性切除等。

腹腔镜结直肠癌的手术**禁忌证**包括：①结直肠癌梗阻或穿孔

等急诊手术；②晚期肿瘤侵及邻近组织和器官，如子宫、膀胱、小肠和十二指肠等，或瘤体直径过大（直径超过7cm）、融合成团的淋巴结转移或伴有腹腔广泛转移等；③腹腔镜技术受限的情况，如过度肥胖、腹腔内广泛粘连、合并肠梗阻和妊娠等；④腹壁或腹腔内严重感染者；⑤可能导致难以控制的出血等情况，如门脉高压和**凝血功能**障碍等；⑥不能耐受长时间气腹的疾病，如严重的心肺疾病和脓毒性休克等。

105. 手术结束后有哪些状况？患者什么时候才能送回病房？

随着危重疑难患者施行复杂麻醉和手术的增加，手术的结束并不意味着麻醉作用的消失和主要生理功能的完全恢复，再加上手术麻醉期间已发生的循环、呼吸、代谢等功能的紊乱未能彻底纠正，麻醉后仍有发生各种并发症的危险。麻醉、手术后的患者仍需要由经过专业训练的医护人员在麻醉后恢复室进行精心治疗、护理，常见的恶心、呕吐、疼痛、血压过高或过低等并发症才能得到及时处理。全麻患者必须在完全清醒（意识清醒、肌力恢复）后，并且各重要**生命体征**平稳才能送至病房。对于病情危重还需要手术后持续监护治疗的患者，必须送重症监护病房治疗。

106. 全身麻醉结束后醒来时患者会有什么感觉？

一般全麻恢复时，由于麻醉药物的作用还没有完全消失，患者可能会嗜睡，可能会有伤口疼痛或咽部不适，留置导尿管者可能因为尿道受到刺激有想排尿的感觉等。通常麻醉医生在术前访视时会嘱咐患者，如果手术后麻醉恢复时出现这样的情况如何配合医生解决不适。比如：如果有导尿管可以直接排尿、如果伤口疼痛医生可给予合适剂量的镇痛药。

107. 锁骨下静脉穿刺管有什么作用？适用于哪些患者？

锁骨下静脉穿刺管是中心静脉置管的一种，即通过穿刺的方法在锁骨下静脉处置入管路，用于静脉输液。锁骨下静脉穿刺管适用于以下患者：

（1）因长期不能进食或丢失大量体液需补充高热量、高营养液体及电解质的患者。

（2）需迅速输入大量液体，纠正血容量不足，升高血压者。

（3）进行长期化疗，输入刺激性较强的化疗药，外周静脉难以维持长时间输液者。

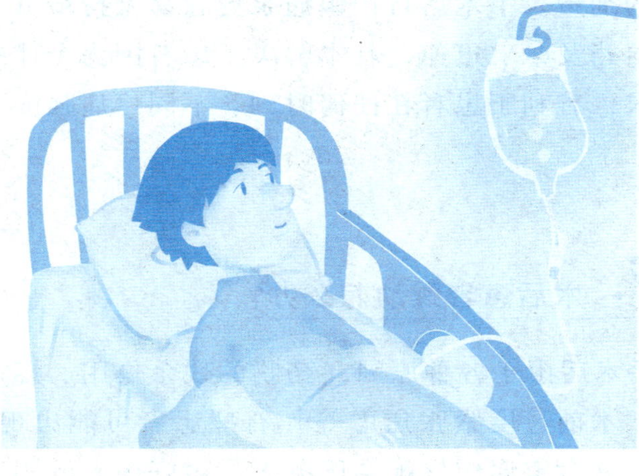

108. 术后疼痛对患者有什么影响？常用的术后镇痛方法有哪些？

术后疼痛可引起患者心率增快、血压升高等症状；患者还可因疼痛无法或不敢有力地咳嗽，可能会导致肺部并发症；疼痛导致的胃肠蠕动减少会使胃肠功能恢复延迟；疼痛造成的肌肉张力增加、肌肉痉挛、限制机体活动等会促使深静脉血栓的形成；疼痛还可导致失眠、焦虑、恐惧等情绪障碍。手术后疼痛控制不佳是发展为慢性疼痛的危险因素。

目前常用的术后镇痛方法是放置术后自控镇痛泵。术后自控镇痛泵给药途径有三种：①经过静脉途径：通道接在静脉内给予镇痛药；②经过硬膜外途径：通道接在硬膜外腔给药；③经过皮下或神经根途径：通道接在皮下或神经根给药。一般无需借助手控开关，自动开关给药即可满足患者需求。个别痛阈较低的患者可加用手控开关，根据疼痛的程度患者可自行按压手控开关增加镇痛药物的剂量。手术后自控镇痛泵更容易维持最低有效镇痛药浓度，且给药及时、迅速，基本解决了患者因为个体差异对于止痛药的需求，有利于患者在任何时刻、不同疼痛强度下获得最佳止痛效果。

109. 术后患者躁动怎么办？

全麻手术后由于各种原因（药物的残余作用、疼痛刺激、导尿管刺激、术前过度紧张焦虑等）有些患者可能出现情感波动、躁动不安，这时家属应该配合医务人员做好患者的固定工作，以防跌落或碰伤，同时尽量安抚患者，注意观察异常情况，并及时告知医护士人员，要有专人陪伴在患者身边直到完全清醒。

110. 术后恶心、呕吐与麻醉有关吗？

麻醉当中应用的一些药物会导致术后恶心、呕吐，女性患者发生机率要高于男性。同时部分肿瘤患者术中会在病变部位（盆腔或腹腔内）预防性应用一些化疗药物，这也会导致术后的恶心、呕吐。预防性的应用止吐药物会减少其发生机率，也会改善恶心、呕吐的症状。

111. 术后第一天开始为什么要半坐位？

患者术后当天回到病房后应该给予平卧位。但当术后第一天，在**生命体征**平稳，呼之能应的情况下可给予半卧位，将床头逐步摇高到30°~45°。这样做可以使患者下部胸廓和膈肌活动度增大，肺活量增加10%~15%，有利于通气；还可以增加回心血量和心输出量，促进全身循环，提高血氧含量，改善全身缺氧情况。同时半卧位能减轻腹部切口张力，减轻疼痛，以改善呼吸。早期半卧位还有利于腹腔引流，预防膈下积液，降低机体的炎症反应。

112. 腹盆腔引流有什么作用？

腹腔引流管是患者行腹部手术时，根据手术需要，在腹腔内手术野的下方放置橡皮引流管，目的是将术中术野处的渗出液从腹腔内利用压力高向压力低处流的原理，将引流液引出，以减少渗出液毒素的吸收，防止腹盆腔脓肿，同时观察有无术后并发症的发生。在术后发生腹盆腔感染、吻合口瘘等情况下，腹腔引流管的作用至关重要。如能通过引流管充分引流，病情可能往较好的结果发展；但如引流不畅，则情况可能逐渐加重。因此，腹腔引流管应由医生根据病情判断后拔除。

113. 结直肠手术后患者身上带的引流管都该注意什么？

要注意引流管不能打折、牵拉，确保引流通畅。当患者可以下床活动时，可以把引流袋用别针别在病号服外，但要注意的是，引流袋的位置要低于引流管口，避免引流液反流造成感染。患者活动后回到病床，引流管要妥善固定，引流管的适宜长度以患者在床上能自由翻身活动不易拉出为标准。

114. 术后为什么会有不定期的腹胀、腹痛，过一段时间又消失了？

结直肠癌术后早期，患者胃肠道功能处于静止状态，没有蠕动，也没有排气或排便。通常最快 2～3 天，胃肠道开始蠕动，肠鸣音恢复，开始有排气、排便等。但在胃肠道刚开始恢复活动时，蠕动较弱，也不协调。肠内的气体和液体在肠管内运动时，会引起部分肠管痉挛性收缩，这就是间断出现腹胀、腹痛感觉的原因。等肠道功能进一步恢复，每天有规律排气、排便后，这种感觉会逐渐减弱并消失。因此，术后胃肠功能恢复早期不定期出现腹胀、腹痛症状是完全正常的，会逐渐消失，不需要紧张。

115. 术后换药，医生为什么要按压切口？

腹部伤口在愈合过程中，可能会出现皮下脂肪液化或感染的情况，那么伤口局部会出现红肿、压痛明显或挤压后有液体渗出等情况。因此，换药过程中，医生会对伤口进行消毒，也会对伤口愈合的情况进行检查和确认。对怀疑有问题的伤口，医生进行按压检查是正常的，必要时甚至可能拆除部分缝线，以确认有无皮下积液或感染。

116. 如何帮助患者术后尽快康复？

近年来，在欧美一些国家极力推广一种称为快速康复外科的理念，患者住院时间明显缩短，显著改善了患者术后康复速度，使得许多疾病的临床治疗模式发生了很大的变化。

快速康复外科的概念是指在术前、术中及术后应用各种已证

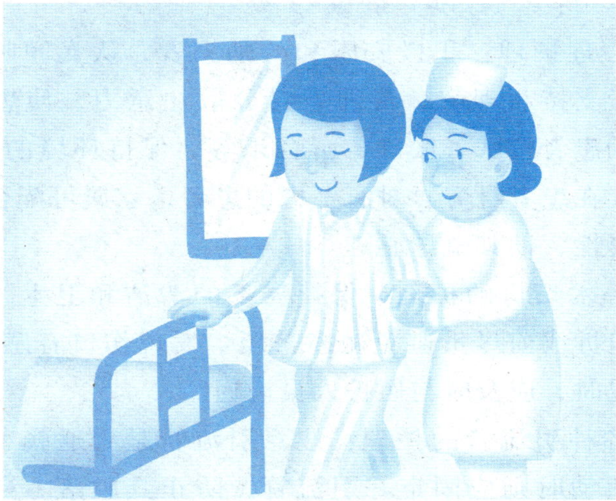

实有效的方法以减少手术应激反应及并发症，加速患者术后的康复。许多措施已在临床应用，如**围手术期**营养支持、重视供氧、不常规应用鼻胃管减压、早期进食、应用生长激素、微创手术等。快速康复外科一般包括以下几个重要内容：①术前患者教育；②更好的麻醉、止痛及外科技术以减少手术应激反应、疼痛及不适反应；③强化术后康复治疗，包括早期下床活动及早期肠内营养。重点在于鼓励患者尽快地恢复正常饮食及早下床活动。术后患者不应该长期地卧床休息，因为这将增加肌肉成分丢失、降低肌肉强度、损害肺功能及组织氧化能力、加重静脉淤滞甚至导致形成血栓。

117. 患者手术后，需要家属做些什么？

为了减轻和消除手术给患者身心带来的创伤，使患者尽快恢复正常生活及工作，在护理过程中，往往需要患者家属、亲友的配合及参与才能获得更好的效果，在以下几个方面患者家属都能积极发挥作用：

（1）心理护理：积极安慰和鼓励患者，认真倾听患者的倾诉，并给予支持和理解。帮助患者分散注意力，使患者放松情绪，如帮助患者按摩、锻炼、听音乐等。保持环境的整洁舒适，并始终陪伴在患者身旁。对有疑虑的患者，家属可配合医生讲解治疗的重要性，助其疏导心理。

（2）手术切口的护理：保持局部的清洁和卫生，避免伤口感染，伤口拆线前尽量避免碰撞挤压。发现伤口有感染、化脓、流血等情况时，应及时与医护人员沟通。

（3）各种引流管的护理：注意引流管是否通畅，在患者翻身或下床活动时则应固定好引流管，防止其脱落。当发现引流量、色、质发生变化时及时告知医护人员。

（4）饮食护理：术后饮食应严格遵守医务人员的嘱咐。消化道术后等胃肠道功能恢复后，饮食初起应为流食、半流质饮食，如牛奶、稀饭、藕粉、红枣粥、肉汤等，继而是易吞食、易消化、营养丰富的软食，如面包、馄饨、面条等，配以肉、鱼、蛋、豆制品、蔬菜、水果等，对部分虚弱或胃肠功能不足的应采用少量多餐的方式。部分患者可根据需要给予**要素饮食**。

（5）早期活动：术后活动可以分床上活动和离床活动两种。床上活动主要是为患者翻身、拍背、按摩腿部或进行上下肢活动，为带有输液管或其他导管的患者翻身时，应注意保护好导管，以免扭曲、折叠、脱落；离床活动应在患者的病情稳定后进行，在护士或陪护家属的协助下，先让患者在床边坐几分钟，无头晕不适者，可扶着患者沿床缘走几步，患者情况良好时，可进一步在室内慢慢走动，最后再酌情外出散步。

（6）保持口腔清洁卫生，预防并发症发生，刷牙或漱口是

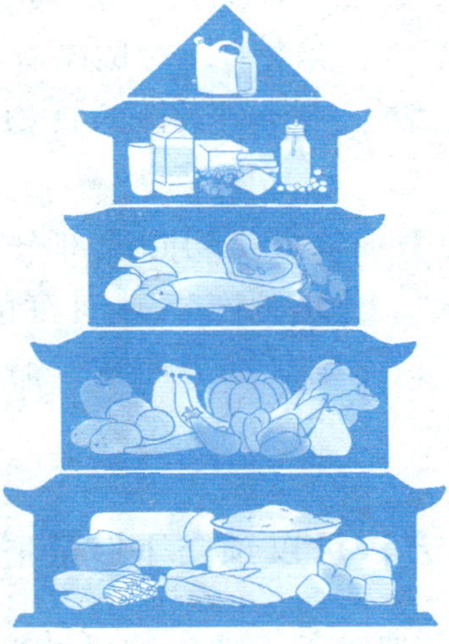

中国人平衡膳食结构示意图

保持口腔清洁常用的方法。

118. 手术后患者该如何配合医护人员，利于身体的康复？

癌症和其他疾病一样，有相当数量的患者是可以治愈的。对癌症不要过分恐惧和悲观，这不但无助于治疗，相反，由于精神过度紧张和焦虑，寝食不安，会降低机体的抵抗力，对术后恢复不利。既然手术已经成功，手术后患者更应放下思想包袱，吃好、睡好，增强自身的抵抗力。

针对癌症的手术通常是需要在全身麻醉下进行，麻醉过程中需要在患者的气管内留置一根导管，所以，手术后可能会痰液比较多，为防止呼吸道感染，要尽量把痰液排出。

饮食方面也要做到荤素搭配，多补充蛋白质、维生素、矿物质等，使摄入的营养比消耗的多，以提高机体的抗癌能力。如果医生没有提出特别要求，原则上不必忌口，多吃富于营养的食物，如肉、鱼、蛋、豆类、谷类等，尤其要多吃新鲜蔬菜和水果，因其中含有丰富的维生素C，对抗癌有一定的作用。不要吸烟，不要喝酒，不吃酸、辣等刺激性的食物，不吃过冷或过热的食物。

由于治疗癌症的手术常常是切除或部分切除了某脏器，对生理功能损伤往往较大，因此，恢复时间可能会较长。伤口愈合后，应适当进行锻炼，原则是量力而行，循序渐进，持之以恒。

119. 有什么方法可以预防下肢静脉血栓吗？

目前预防下肢静脉血栓的方法包括机械性预防和药物预防。机械性预防包括：按摩下肢，弹力袜，间歇性压力泵等，主要是通过促进下肢的血液循环来预防下肢静脉血栓；药物预防是指通过应用一些抗凝的药物来预防下肢静脉血栓，比如注射低分子肝素。医护人员会根据患者发生静脉血栓的可能性来决定采取哪些方法。

120. 怎么正确有效的穿弹力袜呢?

弹力袜，又称抗血栓梯度压力带，能有效预防术后下肢深静脉血栓。它的原理是从脚踝往上到大腿根部，有逐级递减的压力，利于下肢血液回流。正确穿着和保养弹力袜，才能有效发挥其抗血栓的功效。

（1）护士根据患者体型选择合适尺寸的袜子；弹力袜分2种长度，一种是腿长型，适合卧床的患者；一种是膝长型，适合能够下地活动的患者。手术后的患者，根据病情由腿长型逐渐过渡到膝长型。

（2）手术当天早晨，护士为患者穿好腿长型弹力袜，再送患者去手术室；或者手术后回病房，立即为患者穿上弹力袜。二者无差异。

（3）早上起床前，躺在床上穿袜子；如已起床，让患者重

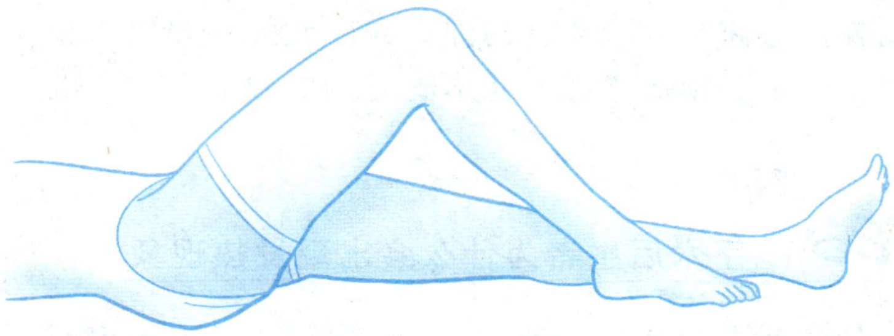

腿长型弹力袜

新卧床，抬高下肢10分钟，使静脉血排空再穿。保证穿好的弹力袜平整无皱褶。

（4）每天可以脱下弹力袜两次，建议早晚各一次，检查下肢皮肤情况；但每次脱袜时间不能超过30分钟，休息活动片刻后请再次穿上弹力袜。经常检查袜子有无皱褶、滑落，以避免影响效果，甚至增加发生血栓的危险。

121. 出院后还需要继续穿弹力袜吗？

需要，一般需要穿到术后三个月。如果护士给患者发了腿长型和膝长型两双弹力袜，那么，当患者每日下床活动时间大于4小时时，可由原来腿长型变为膝长型弹力袜。

122. 弹力袜如何保养？

弹力袜需保持清洁，应用温水、中性皂液手洗，不要用力过猛，避免损害特殊弹性纤维，请勿使用漂白剂、热水或洗衣机清洗、脱水，清洗后吊挂或平铺阴干，避免阳光暴晒损伤袜子。请勤剪手脚指甲，在干燥的季节要预防脚后跟皮肤皴裂，特别注意在穿或脱弹力袜时，避免刮伤弹力袜。此外还要经常检查鞋内是否平整，防止杂物造成弹力袜不必要的磨损。

123. 手术后患者为什么会出现发热现象？

通常在手术后3～5天内，患者体温会有轻、中度的升高，通常在38℃左右。这是机体对手术创伤的一种正常反应，一般不需要特殊处理。如果体温高于38℃或患者对体温升高感觉不适，可给予温水擦浴、酒精擦浴、冰袋冷敷等方法进行物理降温。一般在手术3～5天后体温可以逐渐恢复正常。但如果术后体温升高持续不降或术后3～5天体温恢复正常后又升高，则有可能是发生了切口感染或其他并发症，医生会查找原因，并进行相应的处理。

124. 患者术后发热，如何降温？

通常当体温在38.5℃以下时，可考虑采用冰袋冷敷、酒精擦浴等方法物理降温，无需使用退热药物。但如果体温高于39℃，就会增加人的氧气量消耗，患者会出现头痛、烦躁，同时心率会明显加快，增加心脏负担，所以要积极采用药物与物理降温联合使用的方法，促使体温下降。

125. 术后患者什么时候可以开始进食？

手术后饮食的是否恰当关系到患者是否能够顺利恢复，手术后何时开始进食，采取何种饮食为宜，要根据患者具体情况而定。过早进食还有可能引起并发症，但进食过迟也是有害无益的。手术后进食时间是根据恢复情况而定的。一般的消化道手术后进食要求为：如无胃肠切除、吻合或破裂修补，一般术后24～48小时禁食并保留胃管；第3～4日肠道功能恢复，肛门排气（即俗称“放屁”）后，可按医嘱开始进少量流质饮食，然后逐渐增加至全量流质饮食；第5～6日开始进半流质饮食。对有胃肠吻合或有破裂口修补者，为慎重起见，应该把上述进食次序推迟1～5日进行。对于造瘘的患者术后进食时间和种类可根据具体情况适当放宽。

126. 什么是清流食、流食、半流食和软食?

清流食：清流质饮食是一种限制较严格的流质饮食，包括水、米汤、稀藕粉、果汁、蛋花汤等。

流食：流质饮食是食物呈液体状态，包括有稠米汤、牛奶、菜汁、蒸蛋羹、酸奶、豆浆、清鸡汤、清肉汤等。

半流食：半流质饮食是一种半流质状态，纤维素含量少，容易咀嚼和消化，营养丰富的食物。有粥、面条、蒸鸡蛋、豆腐脑、碎菜叶、肉末、鸡丝、虾仁等。

软食：软质饮食是指那类质软，粗硬纤维含量少，容易咀嚼和消化的食物。包括软米饭、馒头、包子、面条和各种粥类。肉类应剁碎，菜应切细。蛋类可用炒、煮和蒸等方法。水果应去皮，香蕉、橘子、猕猴桃等均可食用。

127. 术后近期饮食注意事项有哪些?

手术过后的饮食非常重要，稍有不慎不仅会影响患者的康复，还可能带来更多的损害，因此，手术后保持营养的均衡是非常重要的，各种外科手术过程中一般都有出血或组织液渗出，因此很可能会造成贫血及低蛋白质症，同时，疼痛、创伤及手术中的刺激会导致营养物质消耗的增加。所以手术后通过饮食保持营养均衡是术后伤口愈合、体质恢复所必需的。

（1）保证饮食的多样性：手术后要多进食营养价值比较高、清淡而又容易消化吸收的食物，尤其是**优质动物蛋白质**；其次是补充微量元素，尤其是锌与钾。锌是化学反应中的媒介，在促进蛋白（尤其是胶原蛋白）的合成中起重要作用；再次是各种维生素及纤维素的补充，它们可以增加抗感染的能力，而维生素 A、

C、E 还可以促进伤口愈合；要避免食用猪油、动物内脏、鳗鱼，少吃肥肉及含胆固醇较高的海鱼等，还要避免烟、酒及浓茶等。

（2）根据手术类型与患者病情选择食物：不同的手术类型在选择食物时也有不同的侧重点。消化系统手术后饮食宜清淡和细腻，这时考虑的是利于胃肠道的功能重建和恢复，一些蛋白粗纤维或植物粗纤维则应慎重摄入；术后一天内，不宜进食牛奶、豆浆等易胀气的食物。能正常进食时，应给予熟烂、嫩、软、少渣以及营养搭配合理的食物。切忌为让患者增进食欲而投其所好，进食辛辣、富含脂肪或煎炸的食物。

（3）根据术后时间选择食物：多数患者手术后 2～3 天开始恢复肛门排气，这表明肠道的功能开始恢复。早期进食和活动可增进肠道蠕动的恢复。如无特殊情况，排气后可进流质饮食（粥水、汤水等），饮食一般第一阶段开始以清流食为主，如米汤、藕粉、果汁、蛋花汤等；随病情稳定进入第二阶段，改为流食，如牛奶、豆浆等；第三阶段为半流质饮食，如粥、面条等；第四阶段为软饭或普通饮食。

128. 结直肠癌术后可以进食的种类有哪些？

（1）水分：温开水，拔除胃管后开始饮用，需主管医生允许后，总量控制在<300 毫升。

（2）清流食：大米汤、果汁。

（3）流食：藕粉、芝麻糊、面条汤、蔬菜汤、肉汤、鱼汤、鸡汤、排骨汤、蜂蜜。

（4）半流食：烂面条、大米粥、肉松、蔬菜泥、肉泥（鱼肉、鸡肉、猪肉）、果泥、麦片粥、豆腐脑。

（5）软食：蔬菜（蒸、炖、熬）、肉类（蒸、炖、熬、煮）、豆腐、煮鸡蛋等。

129. 结直肠癌术后进食的原则是什么？

（1）少食多餐、多嚼、进食量逐渐增加，以进食后不呕吐、腹部不胀，排便通畅为标准。

（2）进食次数以5~6次为宜，除每日三餐外，每餐间加餐一次，进食宜七分饱为宜。

（3）应尽量多饮用水分及果汁，水必须煮开，水果去皮洗净，一定要保证卫生干净。

（4）忌食生、冷、硬、辣和过热食物。

（5）忌食粗粮：小米、豆饭、玉米粥、坚果等。

（6）少食煎、炒、烹、炸食品。

（7）手术后一个月可根据情况恢复正常普食。

130. 手术后患者为什么要进行早期活动？

由于手术创伤的打击，精神和体力的消耗，加之有的患者也害怕起床活动会影响伤口愈合，一般患者手术后都愿意静卧休息。其实，早期活动可使患者机体各系统功能保持良好的状态，预防并发症的发生，促进术后身体的康复，那么早期活动有什么好处呢？

早期活动可以增加患者的肺活量，促进呼吸和肺扩张，可减少肺炎、肺不张的发生；促进血液循环，防止下肢静脉血栓形成；避免因肢体肌肉不活动而导致的肌肉萎缩；促进胃肠蠕动和排气，减轻腹胀和便秘；促进膀胱功能恢复，避免排尿困难；活动还可以增进患者食欲，利于身体康复。

手术后当天，患者即可在床上进行深呼吸，四肢屈伸活动，及在他人协助下翻身，次日可在协助下床边扶坐，无不适可扶床站立，室内缓步行走。活动时要掌握循序渐进、劳逸结合的原则，逐渐增加活动范围和活动量。避免没有准备而突然站立。感觉头晕、心慌、出虚汗、极度倦怠时应及时休息，不可勉强活动。

131. 患者术后多长时间可以洗澡？

首先要看伤口的愈合情况，一般愈合良好，无红肿疼痛化脓等，拆线 3~7 天就可以洗澡了。洗澡时需注意水温适宜，不要用力揉搓伤口，伤口局部也不应浸泡时间过长，毕竟局部刚愈合伤口皮肤较薄，且长时间浸水容易引发感染，一般主张采用淋浴的方式，避免盆洗或泡澡。其次，要看患者身体恢复情况，毕竟洗澡需要患者能基本自理，体质弱的患者洗澡时需有人陪伴，且时间不宜过长。

132. 拔了导尿管后患者不能解小便，该怎么办？

绝大多数患者拔除导尿管后可自行解小便，但也有少数患者拔了导尿管后不能自解小便，引起这种现象的原因可能有患者不习惯于床上解小便、留置导尿管导致尿道黏膜炎性水肿、长期留置导尿管可以导致膀胱顺应性降低等，通常都是暂时性的，建议患者首先要放松，不要紧张，不要太急躁，也可以由家属搀扶患者下床试试，或用热毛巾热敷或手按摩下腹部、或有尿意时听流水声。如果是长期留置尿管的患者，在拔除导尿管前先进行膀胱训练，间断夹闭导尿管（每次夹半小时至二、三小时）至患者感觉想要排尿再放开，如此锻炼 1~2 天后再拔除导尿管。如果上述方法都不奏效，可以考虑重新留置导尿管，必要时做膀胱造瘘术，待排尿功能完全恢复后再拔除导尿管。

133. 患者带尿管出院需注意什么？

有些患者术后需要带尿管出院自行护理，患者及家属要注意：

（1）导尿管留置时，为避免感染及尿管阻塞，请务必充分摄取水分，每日至少2000ml，以增加排尿量；每日尿量至少维持在1500ml，以稀释尿液及产生自然冲洗力。

（2）集尿袋引流位置须在您的尿道口以下位置，以充分引流尿液，同时避免因尿液逆流造成的尿路感染，但勿放置于地上，可用别针固定于裤腿膝盖左右位置。

（3）导尿管与集尿袋接头应保持密闭，以防受污染。

（4）每日消毒会阴部、尿道口，解完大便后需注意清洁。

（5）导尿管和集尿袋管子不可扭曲或受压，以防阻塞，穿宽松透气的内衣，且不可拉扯，以防出血。

（6）尿量超过集尿袋一半时需要倒尿，并随时观察尿液颜色、量、浑浊度。

（7）如发现尿道口有发红、肿痛、分泌物增加等症状，及时到医院就诊。

（8）集尿袋与尿管的更换，需遵循医务人员指导。

134. 手术后一般几天拆线？

通常结直肠癌手术腹部切口拆线时间为术后8~12天，但如患者存在高龄、低蛋白血症、糖尿病等影响伤口愈合的因素，拆线时间可适当后延。如伤口愈合过程中发现伤口存在脂肪液化或感染，需通过换药方式促进伤口愈合，拆线时间也需后延。

135. 影响拆线时间的因素有哪些？

①年龄（特别是老年人，愈合速度会慢）；②伤口存在感染或污染；③患者合并贫血（出血性及慢性）；④营养状况（营养不良或肥胖、缺乏维生素 A 或维生素 C、缺乏微量元素锌、铁或铜）；⑤合并其他疾病（如肝硬化、血管性疾病、糖尿病、慢性肺病、尿毒症等）；⑥药物史（特别是类固醇类和激素类药物）；⑦放射线及化疗；⑧缝合方法、引流、异物等；⑨饮食调养情况（烟、酒、辛辣饮食）。

136. 为什么会有手术并发症？

手术后可能发生各种并发症。其发生一部分与手术相关，也有一部分由原发病或一些不相关的因素引起。有时候原已存在的并发症又可导致另一并发症（比如术后大出血可能引起心肌梗死）。一些并发症的发生率可以通过术前充分准备、手术操作改进以及加强术后护理等方法降低或避免发生，但有些并发症的发生与患者的个体差异及既往身体情况有很大关系，其发生存在偶然性或不确定性，无法完全避免。因此，手术前医生会向患者和家属交代各种手术并发症发生的风险，医生也会采取相应的预防和治疗措施，防止并发症的发生。患者及家属也要有相应的风险意识，对各种并发症的发生抱有相应的心理准备。

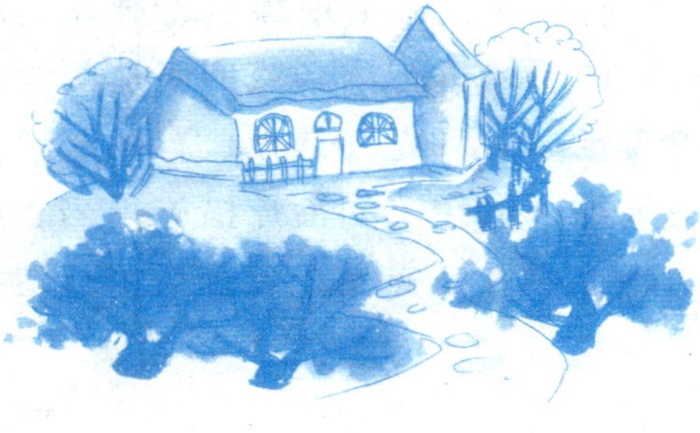

137. 出现手术并发症后，该怎么办?

术后并发症的发生是手术后常见的现象，也是外科大夫在术后管理中一个重要的组成部分。对于常见的一些并发症，医生通常有比较丰富的处理经验，也有成熟的处理方案。因此，家属不需要过分恐惧，更不应怨天尤人，应该充分与医生进行沟通，积极配合按照既定的方案进行治疗。遇到一些少见的或者复杂的并发症，家属可协助医生组织相应的会诊。

当然，出现术后并发症后，患者病情的恢复会比预想的要缓慢，甚至有可能往不好的结局发展，因此要有相应的思想准备。同时，出现术后并发症后治疗的时间和费用也会增加，也需要做好相应的准备。

138. 为什么会出现术后吻合口瘘？出现了吻合口瘘后怎么办?

结直肠癌术后吻合口瘘常发生在术后1周左右。原因与吻合口张力过大、组织血供不足、组织愈合能力不佳、缝合技术不当等有关，在贫血、水肿、低蛋白血症的患者中更易出现，同时高龄、糖尿病、长期服用激素类药物病史等也被认为是吻合口瘘发生的相关因素。

出现吻合口瘘后，如患者出现高热、脉速、腹痛及弥漫性腹膜炎的表现，需立即手术进行结肠或回肠造瘘、盆腔引流；症状较轻无弥漫性腹膜炎时，可先行禁食、胃肠减压、充分引流、肠外营养、抗感染等综合治疗。如治疗措施得当，吻合口瘘通常可以愈合。需经结肠镜检查证实完全愈合后再行造瘘还纳术。

139. 术后出现进食后频繁呕吐的原因是什么?

（1）胃瘫综合征：患者多于术后数日内停止胃肠减压、进食流质或由流质饮食改为半流质饮食后出现上腹饱胀不适、恶心、呕吐及顽固性呃逆等症状，一般疼痛不明显，食后吐出大量胃内容物，可含有或不含有胆汁，吐后症状暂时缓解。胃瘫一旦发生，常持续数周甚至更长时间，目前尚缺乏有效治疗方法。采取非手术治疗一般均可治愈，采用促胃肠动力药物可能收到一定的疗效。

（2）术后肠梗阻：结直肠癌术后小肠及结肠肠管可能因术后粘连、组织水肿、炎症肿块压迫等原因形成梗阻。临床表现为上腹部饱胀，呕吐含胆汁的胃内容物。立位腹平片可以帮助明确梗阻部位。如果非手术治疗无效，应手术解除梗阻。

（3）吻合口梗阻：吻合口太小或是吻合时肠壁组织内翻过多而引起，也可因术后吻合口炎症水肿出现暂时性梗阻。如为前者原因，常需再次手术处理，如为后者原因，经胃肠减压等处理后吻合口水肿可消退，梗阻可缓解。

140. 结直肠手术出院后注意什么?

结直肠手术后要按医嘱用药，还要根据具体情况进行其他辅助治疗，如化疗、放疗、中药治疗等。更重要的是一定要定期复查，以便及早发现结直肠癌的复发或转移。保持愉快心情，制订合理食谱，适当体育锻炼。

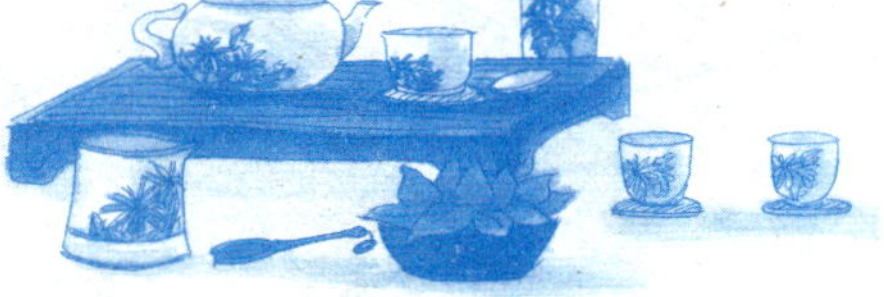

141. 什么是肠造口？

由于疾病等原因，通过手术将消化管腔一部分翻转缝于腹部的一个新选开口处，用于排泄体内废物。常见有结肠造口、小肠造口。

结肠造口的直径为2.5～3.5cm，高度为略高于皮肤1.5cm或皮肤平面；黏膜颜色为红色或粉色，类似正常人嘴唇的颜色，表面光滑湿润。

142. 肠造口后患者需要特殊饮食吗？

造口患者不需要吃特殊的食物，因为造口并不是一种疾病。由于每个人的体质和习惯不同，手术后初期内饮食应清淡、易消化。恢复期和康复阶段的饮食以合理营养为基础，以平衡膳食为原则。随个人喜好调整，可以选择和手术前相同的食物。

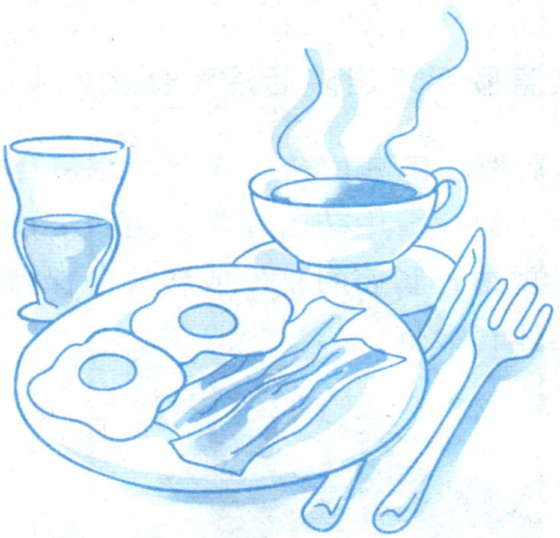

143. 肠造口患者的饮食原则是什么?

要规律：恢复期和康复期的造口患者可按正常餐次用餐，进食时应充分咀嚼食物，做到细嚼慢咽。

食用适量的膳食纤维：适量的膳食纤维可以调整肠道功能状况，减少便秘和腹泻发生，注意将蔬菜切细即可。

补充充足的水分：可以软化大便，防止便秘。对回肠和升结肠造口患者，充足的水分可减少水分丢失的症状。

限制饮酒：少量饮酒可以接受，啤酒可引起稀便或腹部不适。

避免高脂肪饮食：包括肥肉、鸡皮和鸭皮等，脂肪含量高的食物可引起腹泻。

144. 各类肠造口有怎样的饮食特点呢?

小肠造口饮食特点：应增加水分的摄入，防止脱水。如米汤、果汁等；进食应充分咀嚼，以利消化；避免进食速度过快而吞入空气，或边进食边谈笑；避免暴饮暴食，应定时定量规律进食；避免一次进食大量高纤维食物。应注意补充维生素和微量元素。如新鲜水果、蔬菜。

结肠造口饮食特点：定时定量，规律餐次；食用适量的膳食纤维；饮用足量水分；避免高脂饮食；避免引起腹部不适或产臭味的食物。

泌尿造口饮食特点：每日饮水2000~3000毫升，稀释尿液，减少感染、结晶等；多吃新鲜水果和蔬菜，增加**富含维生素C的食物**，如橙汁；膳食均衡。

145. 容易引起肠造口不舒适的食物有哪些？

容易使胃肠胀气的食物：萝卜、豆类、牛奶、洋葱、啤酒及含碳酸盐的饮料、坚果等。

容易产生臭气的食物：葱、蒜、洋葱、萝卜、韭菜、八角等。可多饮新鲜果汁和脱脂酸奶。

容易发生腹泻的食物：咖喱、辣椒、牛奶、冷饮、酒类等。

容易造成造口堵塞的食物：芹菜、玉米、果皮、干果等。

146. 为什么要保护好造口周围皮肤？

肠造口术后的皮肤护理是患者面临的一个重要问题。因肠造口没有括约肌的约束会导致不规则的排便状态，以及造口用品的不正确使用，都会引发造口周围皮肤的损伤，给患者造成痛苦。因此，选择造口用品时过敏体质患者使用前应做过敏试验。根据造口类型选择产品，黏性较强的造口底盘在更换时应轻柔谨慎，一手按住周围皮肤，一手轻轻揭下底盘。底盘溶解近 2/3 应给予更换，更换宜早不宜迟。选择合适的造口用品、掌握正确的更换方法、时机是皮肤护理的关键。

147. 肠造口术后可以洗澡吗？

肠造口患者腹部伤口愈合后就能享受沐浴的乐趣。如果患者使用的是一件式造口袋或是一次性造口袋，可以除去造口袋洗澡。如果是二件式造口袋，只需在底板与皮肤接触处贴一圈防水胶布，就可安心沐浴，浴后揭去胶布即可。沐浴时最好选用无香精的中性沐浴液，洗净后擦干，尤其是造口周围的皮肤，然后换上新的造口袋。只要方法正确，肠造口患者就能和正常人一样享受沐浴带来的舒适而不影响造口袋的使用。

148. 做肠造口手术后可以正常工作、旅游吗?

肠造口患者术后半年即可恢复原有工作，而且无需担心因造口而影响正常的工作，但须避免过重的体力劳动，注意劳逸结合，不要熬夜。坚持定期复查，一般2年内3个月复查一次，2~5年每半年复查一次，发现异常及时就诊。

造口者在体力恢复后，同样可以外出旅游，领略大自然风光，外出旅游注意以下几点：造口袋放在随身行李中，随时更换；外出时带足量肠造口患者造口用品，无法清洗时可丢弃；旅途中注意饮食卫生，防止腹泻。

149. 结直肠癌会向哪些部位转移?

结直肠癌发展到一定阶段时癌细胞会脱离原发肿瘤病灶，迁移到身体的其他部位形成新的病灶，称为转移。转移是肿瘤发展的一个表现，意味疾病恶化。结直肠癌一般会按三个途径发生转移：①血行转移：肿瘤细胞沿肿瘤周围血管迁移到身体其他部位或器官，其中最常见的转移部位是肝脏，其次是肺，其他骨、脑等部位也可以发生转移。②淋巴转移：肿瘤细胞沿周围淋巴管迁移到其他部位，如肠壁、肠系膜、血管周围的淋巴结中。③**种植**转移：肿瘤细胞由病灶直接脱落到腹腔，在大网膜、腹膜等处**种植**、生长成为肿瘤结节。

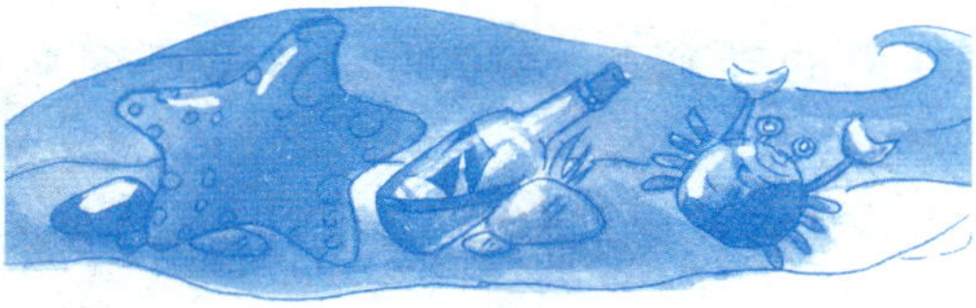

150. 如何确定结直肠癌患者有无转移?

诊断结直肠癌患者有无转移（包括治疗前和治疗后）均需依靠影像诊断、病理检查等手段，简易、初步的检查通过腹部超声和胸片检查排查肝、肺、腹盆腔淋巴结有无转移情况，可以通过腹部、胸部CT、磁共振检查进一步有确认。核素骨扫描检查可排查有无骨转移。颅脑CT、磁共振检查排查有无脑转移。PET-CT检查可同时查看全身各部位有无转移的情况，在判断有无远处转移方面PET-CT检查具有优势，但因价格昂贵，一般不作为初步诊断的首选检查项目。影像学诊断确定的转移或不能明确排除的转移病灶有时还需细胞学检查或/和病理学检查确诊，包括穿刺**活检**、手术切除或切取**活检**等。

151. 结直肠癌淋巴结转移是否已发展为晚期?

结直肠癌出现淋巴结转移确实是病变进展的表现，但淋巴结转移大都局限于区域淋巴结，淋巴结出现转移在病变分期上属于Ⅲ期，较血行转移至如肝、肺、脑等远处器官时的Ⅳ期（晚期）病变**预后**要好。

152. 常用什么检查方法发现结直肠癌肝转移?

无论是结直肠癌手术前检查或是手术后复查均应当检查肝脏，腹部超声检查简单、易行作为普查的首选手段，腹部CT能更清楚地明确转移灶的数目、部位，也是常用的检查方法。对于影像学征象不典型的转移灶，有时可考虑行穿刺病理检查明确诊断。

153. 结直肠癌患者肝转移是否还能行根治性手术？

结直肠癌肝转移患者如肠道的原发病灶可以根治性切除；无肝外不可切除的转移灶；肝转移灶技术上有切除可能；残余肝脏足以维持正常的肝脏功能时就可行根治性手术。

154. 什么是结直肠癌肝转移患者的姑息手术？

有时肝转移病灶虽不能切除，或除肝转移病灶外尚有其他远处部位的转移灶，手术无法切净达到根治手术，但肠道原发肿瘤有出血、梗阻等症状时，可考虑行仅切除肠道原发病灶或近端结肠造瘘的姑息手术，解除出血、梗阻症状以及减少肿瘤负荷，再进行其他综合治疗。

155. 可切除的结直肠癌肝转移患者是先接受手术还是先化疗？

可切除的结直肠癌肝转移如无明显的出血、梗阻等症状时，可考虑先行全身化疗，如肝转移病灶减小或减少后再考虑行根治手术；也可考虑先行手术再化疗；但如肠道原发肿瘤合并出血、梗阻等症状时，应考虑先行切除肠道原发病灶，或行同时切除肝转移灶的同期根治手术。

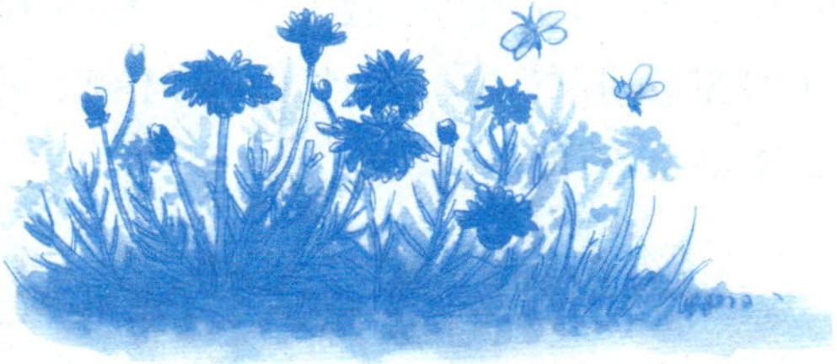

156. 对可切除的结直肠癌肝转移患者先手术再化疗和先化疗再手术各有什么优缺点?

先手术优点在于可及时解除局部症状，减少肿瘤负荷；另外患者身体条件佳，手术耐受性好；缺点在于如出现肠瘘、感染等并发症时可能延迟全身化疗的进行。先化疗后手术优点在于，化疗后可观察药物疗效，指导术后化疗方案的制订；缺点是如药物对肿瘤不敏感时，肿瘤有可能进展；化疗后患者手术耐受力降低，易出现手术并发症。

157. 如同时发现结直肠癌及肝转移病灶是同期切除还是分期切除?

如患者身体条件佳，可耐受同时切除肠道原发病灶和肝转移病灶，可行同期手术，减少住院时间和住院费用。但如身体条件差无法耐受同时切除肝脏和肠道，可考虑先切除肠道原发肿瘤，解除局部症状，减少肿瘤负荷，待术后修养身体后再行二次手术切除肝转移灶。

158. 除手术切除外，结直肠癌肝转移还有什么治疗方法?

除手术切除外，结直肠癌肝转移可在术前和（或）术后做全身化疗，此外对部分肝转移灶可考虑行射频、微波、冷冻、介入栓塞、γ射线等局部治疗。

159. 靶向治疗药物对结直肠癌肝转移的治疗与传统化疗相比效果更好吗？

靶向治疗药物对部分化疗不敏感病例仍然有效，与化疗药物同时使用也有提高生存率和延长生存时间的作用，但并非对所有病例有效，在使用前应行基因检测筛选适宜的病例，另外价钱昂贵也制约了其广泛使用。

（二）内镜治疗

160. 早期结直肠癌患者可否做内镜下微创手术？

应用内镜下微创技术治疗早期结直肠病变，不仅能获得与传统外科手术同样的治疗效果，而且操作简单、安全、风险小，能够明显提高患者术后生活质量，代表了早期结直肠癌的诊治方向。局限于黏膜层的恶性上皮内瘤变称为高级别上皮内瘤变，一般无淋巴结转移；但累及黏膜下层的早期结直肠癌5%～10%有局部淋巴结转移，因此内镜下微创治疗前应该综合评价（包括患者一般状况，术前活检病理、腹部CT、EUS等相关检查），术后应根据切除标本的术后病理，严格制定下一步追加治疗或随访方案。

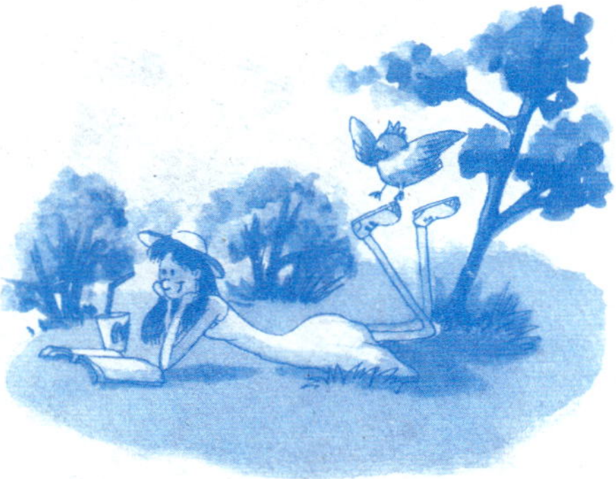

161. 内镜下对早期结直肠癌或癌前病变患者的治疗方法有哪些？

主要包括内镜下息肉切除术、内镜下黏膜切除术（EMR），内镜黏膜下剥离术（ESD）。

内镜下黏膜切除术（EMR）和内镜黏膜下剥离术（ESD）是内镜治疗的新技术，在国内有经验的内镜中心已经广泛开展。一般 EMR 的应用比较普遍，该技术并发症少，较为安全，较大的结直肠息肉均可采用 EMR 切除。而 ESD 是一项更新的技术，虽然 ESD 发生出血或穿孔等并发症的风险高于 EMR，但 ESD 可以获得更深的黏膜下切除距离，更适合应用于怀疑有黏膜下浸润的早期结直肠癌的内镜下治疗。

162. 内镜下治疗后患者该如何复查？

达到病理学治愈标准的进入**随访**。未达到治愈标准的补充放化疗或外科手术治疗。术后第一年 3 个月、6 个月、12 个月定期行全结肠检查，无残留或复发者以后每年一次连续**随访**。有癌变患者每次复查时同时监测癌胚抗原（CEA），胸片、腹、盆腔 CT 及腹部 B 超的检查。

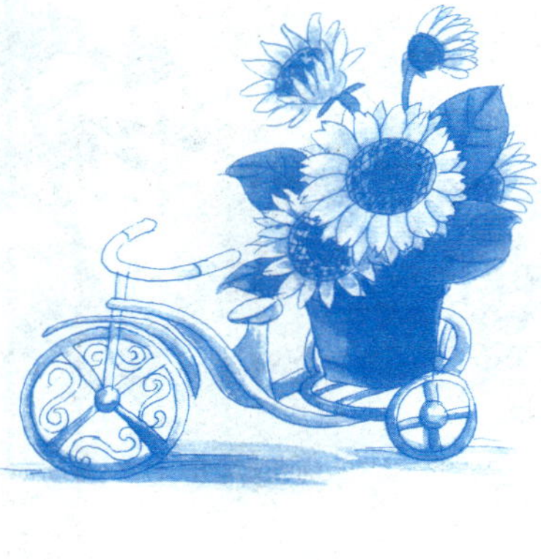

（三）放射治疗

163. 什么是放射治疗？

简单来说，放射治疗就是利用放射线能杀死肿瘤细胞的基本原理来治疗肿瘤。目前，用来治疗肿瘤的放射线主要有高能量的X射线、高能量的电子射线（β射线）以及最常用来做近距离治疗的伽马射线（γ射线）。这些射线进入到肿瘤内通过损伤肿瘤细胞核内的DNA，导致肿瘤细胞死亡，从而达到治疗肿瘤的目的。放射治疗是恶性肿瘤治疗中最主要的治疗手段之一，75%的肿瘤患者在不同阶段可能都需要放射治疗，因而是一种非常重要的治疗手段，同时也是运用很广的治疗方法。

特点：对幼稚和生长旺盛的肿瘤细胞作用很大。

缺点：放射线破坏和杀死肿瘤细胞的同时，对周围正常组织细胞也有破坏作用。

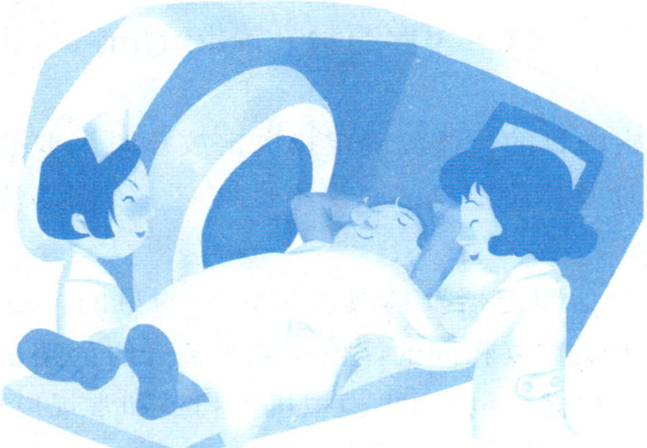

164. 放疗可取代手术治疗吗？

放疗和手术同属局部治疗方法，也是治疗局限性肿瘤最有效的手段。但由于肿瘤的病因极其复杂，每种肿瘤的生物学特点也不尽相同，各种治疗方法的疗效也有差别，有些肿瘤应以外科手术治疗为主，有些肿瘤应以放射治疗为主，有些肿瘤则需以化疗为主。每位患者在被确诊时肿瘤的病理类型、分化程度千差万别，肿瘤的早、中、晚期也各不相同，所以，在决定治疗方案时需要综合考虑每位肿瘤患者的特点，分别采取不同的治疗方法，以求达到最佳的疗效。此外，患者的全身状况、治疗意愿等对治疗方案的选择也有重要作用。因此，放疗取代手术的说法并不恰当。

165. 放疗的具体流程是什么？

接受放疗有四个步骤：

（1）定位（主要指CT定位）：确定治疗体位、固定及CT模拟机下扫描。

体位确定的目的：体位确定指决定放疗时采取的姿势，其有利于计划设计及体位重复，减少不良反应，不同部位的放疗体位要求不一样；

固定（包括固定器及模具的固定）的目的：便于每次治疗能够最大程度的重复相同的体位，减少治疗时的摆位误差；

模拟机下扫描：包括CT模拟机下扫描和常规模拟机下扫描，目的：获取治疗相关部位图像信息，确定放疗区域和需要保护的区域。

（2）靶区勾画：在患者图像上（目前大多指定位 CT 图像）分别勾画需要治疗的范围和周围的正常组织器官，治疗范围通常包括肿瘤及其周围可能有肿瘤浸润的区域。靶区勾画对于放疗而言至关重要，医生会在这个环节投入很大的精力，因此需要的时间较多。

（3）计划设计及审核：物理师按照医生的靶区勾画、治疗剂量和重要器官的限制，使用计算机进行放疗计划的设计。从哪些角度给予射线治疗、治疗范围的大小、剂量等，并计算合成剂量分布图（类似地图中的海拔平面图）反应靶区的剂量分布和正常组织器官的受量。医生和物理师共同审核计划，不合要求者继续修改完善，达到要求者执行放疗计划。这个阶段需要医生和物理师的紧密配合，修改过程因治疗计划的复杂性而不同，有时 1～2 天即可完成满意的计划，有时则需要 5～7 天或更长的时间。

（4）计划执行：医生和物理师对治疗计划均满意后，就可以实施治疗了。首次治疗摆位、拍片无误后进行首次治疗。其后定期拍片验证，确保每次治疗时治疗范围的变化在误差允许范围内。

总而言之，目前在 CT 引导下的三维适形放疗、三维调强放疗要求治疗的精准度非常高。患者接受的放疗范围和剂量更确定、更精确，同时也最大限度地保护了周围正常的器官或组织。

166. 调强放射治疗有哪些优点？

调强放射治疗的好处体现在两个方面：①使得肿瘤受到的照射剂量能够尽可能满足能够控制肿瘤的要求；②能够降低对正常组织的照射剂量，正常组织损伤减轻，有利于提高患者生活质量。不同的肿瘤从调强放射治疗中获益的程度并不相同，以上这两方面的权重也不一样，有时候会考虑让肿瘤接受的放射剂量多一些，有时候会考虑降低接受的放射剂量保护正常组织的价值更为重要一些，医生们会从患者的需求及肿瘤的具体状况出发综合考虑，目的就是使患者得到最好的疗效和最小的正常组织损伤。

167. 什么是三维适形放射治疗技术？

CT模拟机以及相应的计算机技术的问世开创了三维适形放射治疗技术。所谓三维，就是通过CT模拟机扫描所需要治疗的部位，将获得的CT图像传输到治疗计划系统，在治疗计划系统中的CT图像上，将肿瘤和需要保护的正常组织一层一层的勾画出来，在同一层CT图像上，我们需要勾画所有的肿瘤组织和正常组织（这一过程通常被称作画靶区），对一个头颈部肿瘤来说，需要勾画的层面有上百层，每一层上又有好多种不同的结构需要勾画，需要医生花大量的时间才能完成。完成靶区勾画后，需要物理师重建图像，也就是利用计算机技术，把需要治疗的部位建成一个虚拟的人体图像，在这个图像上，可以从各个方向上观察肿瘤与正常组织的关系，有了空间的概念，所以我们称其为三维放疗技术。这个称呼还差了“适形”两个字，也就是说还需要做“适形”的工作，这就需要比二维放射治疗技术先进的加速器了。这种加速器控制X射线的设备由铅门准直器变成了多叶光栅，也就是说，加速器产生的射野形状使原来的只能是长方形或正方形变成了不规则的形状，这样就可以在三维方向上与本来就是不规则的肿瘤（照射范围）形状相匹配了，再通过计算机计划系统算出各个**照射野**需要的照射时间和照射剂量。因此，这种技术被称为三维适形放射治疗技术。由此看出，三维适形技术比二维技术复杂、先进，其对定位设备、加速器、放疗从业人员、治疗计划系统的要求大为提高。同时三维放射治疗技术由于适形度增加，使肿瘤能够获得所需的控制剂量，治疗肿瘤的疗效得以提高，对正常组织的保护也优于常规放射治疗技术。

与常规放射治疗技术相比，三维适形放射治疗技术是放射治疗的一大进步，但仍有一些缺陷。主要体现在以下几个方面。①我们通常把需要照射的范围划分为三个区域：肿瘤区域、肿瘤周围邻近区域和可能出现转移的区域。对这三个区域而言，需要照射的剂量是不一样的，三维适形放射治疗技术不能在同时给予这三个区域不同剂量，所以需要分三个阶段来完成，而后一个阶段均会对前一个阶段产生影响，这种影响对肿瘤治疗和正常组织保护都是存在的。②三维放射治疗技术的**照射野**方向的确定，只能由物理师和医生根据肿瘤和正常组织的相对关系以及治疗经验来确定，选择的照射方向可能不是最理想的。

168. 什么是放疗的定位和 CT 模拟定位？

放射治疗利用射线杀死肿瘤，非常重要的一点就是，我们需要知道肿瘤在身体的哪个部位，周围有些什么样的结构，他们和肿瘤组织是什么样的相对位置关系？其中哪些是非常重要的，是必须要保护的，患者采用什么样的体位比较舒服，而且符合放射治疗的要求，用什么方法固定能够保证患者在每次治疗时的位置一致？了解这些内容的过程就是定位的过程。定位方法有两种，一种是常规模拟机定位，一种是 CT 模拟机定位。常规模拟机定位获得的患者需照射部位的正、侧位影像；而 CT 模拟定位获得的是患者需照射部位的断层图像，再经过计算机处理后，可以获得整个需照射部位的三维立体图像，非常逼真的还原肿瘤和周围组织的关系。现在大多数放疗中心采用 CT 模拟定位。

169. 什么是放疗的靶区勾画？

调强放疗的靶区勾画是确定哪里是肿瘤、哪里是肿瘤比较容易侵犯的部位、哪里是可能侵犯和转移的部位、哪些组织和结构是必须和重点保护的、哪些组织是需要尽可能保护的、哪些组织因为肿瘤的关系必须或可能会损伤的，是一个临床思考和决定过程。这个过程最能体现医生的水平和临床经验，是决定治疗成败的关键，所以医生通常会在这个环节花费很多的精力和时间，反复比对CT和核磁以及内镜检查和临床查体的情况，在CT定位图像上仔细斟酌，确保不遗漏肿瘤和尽可能保护正常的组织。

170. 放疗为什么要做计划设计？

放疗计划就是物理师设定如何利用射线来满足医生规定的靶区和正常组织所接受的剂量要求的过程。这个过程是必须的，是放射治疗过程中一个关键环节。

放射治疗计划尤其是调强放射治疗计划的设计是一个非常复杂的过程。需要有非常丰富经验的从业人员和先进的计算机计划系统。现在的计划系统大多是逆向设计计划，在强大的计算机系统的辅助下，制订出最优的计划。最大限度的满足肿瘤剂量要求和对正常组织的保护。

171. 放疗前怎么进行分期检查？

肿瘤患者在放疗前需完成分期检查，以便选择治疗方案：

（1）病史询问：包括家族史。

（2）体格检查：包括直肠指检及全身查体。

（3）肠镜及**活检**：建议全结肠镜检查，了解伴发的肿瘤及其他的结直肠病变，发现肿物可以行**活检**明确，其病理结果是诊断直肠癌的主要依据。

（4）结肠气钡双重造影：是诊断直肠癌的首选方法，可以观察病变的大小、位置、形态和类型，可以发现结肠的多发病变。

（5）盆腔 CT、MRI 及超声内镜：CT 可以了解病变的位置、大小、形态，与周围组织的关系，淋巴结转移的情况，同时 CT 也可以排除肝脏、肺部有无转移；与 CT 相比，直肠 MRI 可以更清楚的反应直肠病变与周围组织的关系，能提供更肯定的分期提示。此外，直肠超声内镜有助于判断病变侵犯的深度、淋巴结转移的情况，与直肠 MRI 作用相似。

（6）腹部 CT：了解肝脏、腹膜后、腹腔有无转移。

（7）胸片或 CT：了解有无肺部转移。

（8）实验室检查：包括血常规、肝肾功能评估、肿瘤标志物、便常规等。

目前，推荐超声内镜、直肠或盆腔 MRI 以及胸腹盆 CT 作为直肠癌术前分期的评价手段，暂不推荐 PET 或 PET/CT 作为分期检查。

172. 直肠癌放疗与做手术的时间怎样协调安排？

（1）手术前放疗与手术的时间间隔：放疗与手术的时间间隔需合理，对于术前放疗而言，放疗结束后盆腔处于充血、水肿状态，过早手术可能会增加手术的并发症，但若时间拖得过久，放射区域内的纤维化可能增加手术的难度。目前，国外大部分研究中术前放疗与手术的时间间隔在 4～8 周。推荐放疗结束后

4~6周复查进行疗效评估，6~8周行手术。

（2）术后放疗与手术的时间间隔：有术后放疗指征的患者（病理诊断为Ⅱ/Ⅲ期者）建议在手术恢复后及早开始放疗，一般说来大便成形、规律后可开始治疗（术后4~8周）；也可以接受化疗+放疗+化疗的形式，但是对于接受腹会阴联合切除术（永久性造瘘）的患者，早放疗（术后恢复后立即开始放疗）明显优于晚放疗（术后先接受全部化疗后再行放疗者）。

173. 癌症患者手术后最好多长时间开始放疗？

癌症患者手术后需要进行放疗的最佳时机一般在术后4~6周，一般不宜超过8周。由于放射治疗前需要了解手术后的情况，需要复查，一般需要1周左右的时间，住院或者门诊收治后，放射治疗准备还需要1~2周（不同疾病需要的时间不一样），因此，术后恢复快的患者，在术后2~3周应该到放疗科就诊，安排治疗相关事宜，以免耽误治疗。有些患者由于术后出现一些并发症，或者恢复较慢，耽误时间会长一些。如果耽误的时间太长，可能会对术后进行放疗的疗效产生影响。

174. 放疗的不良反应有哪些？

放疗直接引起的不良反应一般发生于放疗范围内，放疗期间使用同步化疗会稍微加重不良反应，同时也会出现化疗药物相关的不良反应（除放射范围以外的其他反应）。无论是急性还是慢性反应，均应在患者可以接受的范围内。因此，患者初步了解下述治疗反应后，有助于及时与主管大夫沟通、及早发现和治疗，最大程度减轻或避免放疗反应，使治疗顺利进行。另外，下述反应绝大多数是一过性的、暂时的，只出现一种或几种，随着治疗结束后的时间延长，反应会逐步减轻或消失，个别患者会出现症状反复或较为严重的相关反应。

（1）放射范围内的皮肤：①急性反应：可出现皮肤瘙痒、色素加深，滤泡样红斑、脱皮、水肿等表现。瘙痒可用3%薄荷淀粉外敷。局部可外涂清地油、有破损者可使用生长因子促进其愈合，或遵医嘱进行处理。②晚期反应：局部皮肤萎缩、皮下组织僵硬等。

（2）消化系统：放射性肠炎、直肠炎：①急性反应：腹痛、腹泻、黏液分泌增多，血性分泌物等，若病变位置低，**照射野**距离肛门近，还可出现肛门坠胀不适。可在医生指导下止痛、止泻治疗，温水坐浴改善局部血液循环促进黏膜恢复，严重者暂停放化疗。②晚期反应：腹泻、大便次数增多、便失禁、便血、大便变细、肠道梗阻、穿孔等。

慢性腹泻或便失禁者可考虑止泻药、硬化大便、调节饮食及成人尿布等，严重出血、肠梗阻或穿孔者外科就诊。

（3）骨髓系统：出现**骨髓抑制**，包括白细胞、红细胞、血小板低下等，放疗期间仍需保证营养供给，维持体重稳定，若**骨髓抑制**，遵医嘱升白细胞等治疗。白细胞低者，注意预防感染。

（4）泌尿生殖系统

泌尿：排尿不适，疼痛、尿急、尿痛甚至血尿（非常少见）等，治疗期间建议多饮水，症状持续者泌尿外科咨询。

生殖：绝经前女性盆腔放疗后可出现激素紊乱甚至提早绝经并出现相应的症状。放疗也可以影响患者的生育功能，有生育要求者建议疗前详细咨询放疗科医生评估风险、计划生育门诊咨询。

如果治疗后，出现性功能障碍、性交痛、阴道干燥、尿频、尿急、尿失禁等的**筛查**，症状持续者可到泌尿科或妇科治疗。

175. 放疗的疗程有多长?

目前我国直肠癌多采用常规分割模式，45～50Gy/1.8～2.0Gy/25f，该表达式的意义为：放疗总量为45～50Gy（Gy，中文为戈瑞，为放疗的计量单位），单次剂量为1.8～2.0Gy，放疗分25次完成，周一至周五每日放疗1次，所以，自放疗日开始及结束，需治疗5周。

176. 放疗过程中会出现哪些身体反应?

放射治疗过程中，身体出现的反应有全身反应和照射局部反应两种。全身反应包括恶心、食欲下降、疲乏，有时候会导致血象的下降。局部反应则与照射部位有关，包括照射部位的皮肤反应，不能一概而论，具体病变不同，照射范围不一样，患者身体情况差异出现的反应也不一样，轻重程度也不一样。如照射腹部会出现恶心、呕吐、腹痛、腹泻等症状。

177. 放疗的不良反应可以预防和减轻吗?

放疗的不良反应分为早反应（急性反应）和晚期并发症，与照射的部位、剂量的大小、照射范围以及是否联合同期化疗有密切关系。

放疗不良反应与手术后会在皮肤上留下瘢痕、接受化疗时会有相应的不良反应一样非常常见，是机体对外部刺激的一种正常反应，并不奇怪，不必紧张，也并不那么可怕。放疗科医生在给患者治疗时，除了追求最佳的控制肿瘤效果外，同时也会特别关注降低放疗不良反应、提高患者的生活质量。通常会采取先进的放射治疗技术，准确设定治疗范围，对正常组织加以很好的保护，使不良反应发生的机率和严重程度降至最低。在治疗过程中，也会给予相应的处理和支持治疗，减轻放疗的不良反应。以期保证绝大多数患者能够顺利完成放射治疗。

178. 放射治疗对患者的着装有什么要求吗?

为了减少对照射区域皮肤的摩擦和刺激，建议在放疗期间穿柔软宽松、吸湿性强的纯棉类内衣；避免穿粗糙及化纤类衣物。

179. 放疗期间怎么应对合并症?

有些患者可能会合并有其他的疾病，如心脏病、高血压、甲亢、糖尿病等，这些合并的疾病多是常见病，并不稀奇，有合并症的癌症患者也不必紧张，这些疾病都有办法控制。得到良好控制的这些合并症，不影响癌症的放射治疗。治疗中医生会关注这些疾病的控制情况。患者不要忘了服用治疗合并症的药物，并及时向医生反应变化情况。

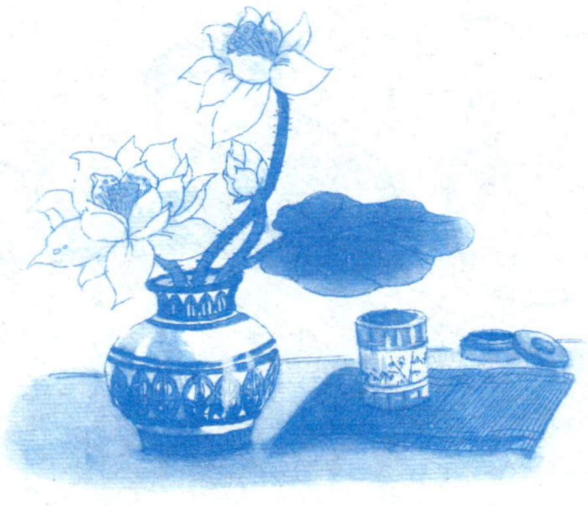

180. 放疗中营养支持为什么特别重要？放疗中什么食物不能吃？

放射治疗时间长，照射的组织多，腹部肿瘤放疗时会出现腹泻等症状，同时，放射治疗的全身反应还有食欲下降，这些情况会使患者吃不下饭，或者营养吸收不好，会导致营养不够。营养不够的危害非常大，主要有几个原因：①由于进食减少，营养不够，身体合成红细胞、血红蛋白的原料减少，会出现贫血；贫血会引起血液运送氧气的能力下降，肿瘤会因此而缺氧，而缺氧的肿瘤细胞对放射线非常抗拒，影响疗效。②由于营养不够，身体抵抗力下降，易患感染、感冒等，会出现发热甚至高热，需要中断放疗，影响疗效。③身体抵抗力和免疫力下降后，抵御肿瘤细胞侵袭的能力下降，容易出现远处转移，总体治疗效果下降。④由于营养不良，会出现体重下降，体重下降后，肿瘤与周围健

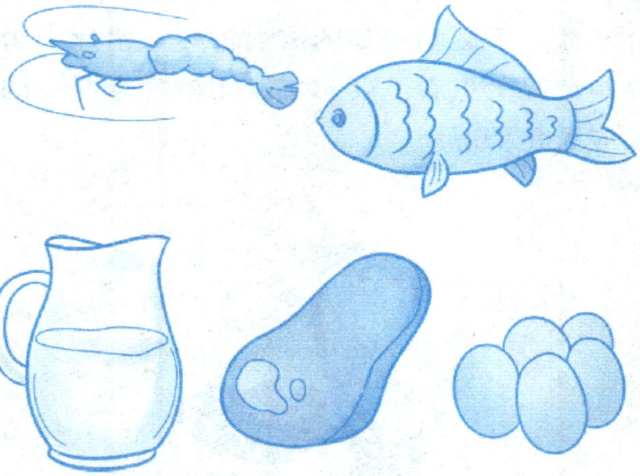

康的组织的相对关系会发生改变，会导致肿瘤和正常组织的放疗剂量与事先计划的剂量不一致，使肿瘤控制率下降或正常组织损伤加重。因此，接受放射治疗的患者在治疗过程中以及治疗后一段时间（急性反应恢复期）的营养支持非常重要，患者一定要克服困难，尽可能保持体重不下降。

放疗过程中，对食物的种类没有特殊要求，以**高蛋白、易消化和易吸收的食物**为主，一般忌食辛辣食物，食物要求软，不宜吃带骨和坚硬食物，以免损伤口腔或食管黏膜，加重放疗反应等。

181. 放疗期间如何保护患者的皮肤？

放疗期间可通过以下几方面保护好**照射野**皮肤①要保持**照射野**皮肤清洁、干燥，减少物理及化学性的刺激；可用清水温和的清洗；不要用碱性肥皂，更不能按摩和用力揉搓；避免使用酒精、碘酒、胶布及化妆品；避免冷、热敷的刺激。②充分暴露照射部位的皮肤，不要覆盖或包扎，如出现瘙痒不要抓挠，避免人为因素加重反应程度，医生会根据具体情况指导您用药。③当皮肤出现脱皮或结痂时，请不要撕剥；剃毛发时，使用电动剃须刀，避免造成局部损伤。

182. 放疗还没有结束为什么要进行中期疗效评价？

肿瘤放射治疗的疗效与几类因素有关系，第一类是肿瘤本身的因素，比如肿瘤病程的早晚、肿瘤生长方式、破坏了哪些结构。与重要的组织（如脑干、脊髓、眼睛、视神经）等的关系，肿瘤对放射治疗和化学治疗的敏感性等。第二类是患者因素，比如患者的身体强壮与否、年龄、有没有合并症、能不能耐受放射治疗。第三类就是治疗相关因素，比如治疗的位置准确与否、剂量是否足够，另外就是放射治疗是否有调整的可能。

怎样判断肿瘤对放射治疗抗拒或是敏感，现在还没有绝对准确的办法在治疗前就测定出肿瘤对放射是否敏感，有些方法可以提供些参考。肿瘤治疗了一段时间，根据肿瘤缩小的情况可以帮助我们判断是否敏感，为了保证调整及时可行，中期复查就显得非常重要了，在放射治疗 4～5 周时进行中期检查，能够帮助我们确定是否需要调整单次剂量，甚至能够帮助我们提前判断治疗结束时是否有可能有肿瘤残存，是否需要增加照射剂量。

还有一种情况，肿瘤在治疗前非常大，而且对放射治疗比较敏感，我们从每周一次的体格检查中能够初步看出来，这种情况更有必要进行中期疗效评价，甚至更早些时候的疗效评价。根据具体情况做适当调整，可以帮助我们更加准确的照射肿瘤，更好的保护正常组织，使患者得到更好的疗效和高品质的生活质量。

183. 什么是术前放疗或术前同期放化疗?

有一部分肿瘤体积较大（通常叫局部晚期），有些肿瘤的生长部位影响实施手术，尽管能够手术切下来，但往往会出现手术切缘离肿瘤的安全距离不够，或者是组织缺损非常大，严重影响患者的美容/外观/及重要功能如说话/吞咽食物/看东西等。对于这些情况，肿瘤综合治疗组会提出讨论，利用放射治疗能够使肿瘤缩小甚至根治肿瘤的作用，先行放射治疗，达到缩小肿瘤，提高手术切除率。放射治疗能够降低肿瘤细胞活性，减少手术中肿瘤细胞**种植**的机率，提高生存率，提高器官功能保全机率的效果。

184. 放疗期间可以联合靶向药物吗？

分子靶向治疗药物治疗肿瘤具有非常强的特异性，它可以针对肿瘤细胞发生、发展生长过程中的特定分子靶点对肿瘤细胞起杀伤或抑制作用。但由于调控肿瘤细胞生长和肿瘤细胞特征的位点特别多，是一个网络，大部分分子靶向治疗药物单用的时候，其治疗肿瘤的有效率只有15%~30%。目前，大部分临床研究证明，分子靶向治疗药物与放射治疗和/或化疗联用能起到较好的效果。因此，放疗期间可以联合使用有效的分子靶向治疗药物。

185. 高血压、糖尿病等对放疗有影响吗？

高血压，糖尿病是目前常见疾病，很多患者诊断为肿瘤时也合并有这些疾病。如果不严重，服药能够控制，不会影响放疗的进行。因此，合并有这些疾病时，也不要太紧张，控制好后可以接受放射治疗，但一定要控制在正常水平。

糖尿病患者对放疗的反应会加重一些，黏膜溃疡发生的机率和严重程度会大一些，损伤愈合所需的时间也要长一些。因此，血糖的控制非常重要。

186. 若放疗前植入了营养管影响放疗疗效吗？

通常情况下，植入的营养管对放疗的疗效没有影响，而且，由于植入了营养管，营养供应得到了保证，患者身体情况会改善，抵抗力会增强，有提高疗效的作用。

187. 放疗期间不想吃饭怎么办?

放疗的全身反应中会出现食欲下降，也就是说不想吃饭，严重时见到饭菜就想吐（这种情况少见）。还有些患者放疗过程中需要接受化疗，这会加重全身反应，食欲下降的也不少见。这种情况下，第一，要从思想上战胜自己，树立克服困难的信心。第二，医生会给予一些改善食欲、减轻放疗/化疗副作用的药物。第三，经常变化食物的种类和口味，从感官上增加食欲。

188. 放疗期间白细胞减少怎么办? 需要停止放疗吗?

放疗期间白细胞下降的情况比较常见，但多数患者白细胞下降的程度都比较轻微，而且下降过程也比较缓慢，对治疗的影响较小。还有些患者在放疗前或者放疗期间同时接受化疗，这种情况下对血象影响作用较大，有时会出现Ⅲ～Ⅳ度的**骨髓抑制**，白细胞减可能会减少到一个比较低的水平。这种情况下，医生会给予药物治疗，患者也要加强营养供给，尽快恢复白细胞/血小板的水平，纠正贫血等。

如果**血液学毒性**达到Ⅳ级，应该停止放疗，尽快恢复，同时避免感染。

189. 放疗期间需要使用治疗辐射损伤的药物吗?

目前，治疗**辐射损伤**的药物较少，有些药物会具有减轻放疗损伤的作用，可以考虑适当使用。但由于不同疾病照射部位不一样，损伤的类型和机制也有差别，需要具体疾病具体分析，需要咨询医生。

190. 放疗期间患者能洗澡吗?

可以洗澡，使用比较温和的沐浴液，并注意保护好医生在患者皮肤上画的标记，标记线会随着时间的推移会变淡，尤其在夏天，更容易变得不清楚，在洗澡前，先看看标记线是否清楚，如果不清楚了，先找医生重新画一下再洗澡。洗澡时动作要轻柔，不要抠和搓擦放疗区域的皮肤，水温不宜过高。

191. 放疗期间患者可以做运动吗?

可以做适当的运动，原则是运动后不感到疲劳为宜。

192. 放疗后皮肤和黏膜反应还需要持续多久?

照射部位涉及到皮肤和黏膜的放疗，胃肠道肿瘤等的放疗，放疗期间及放疗后患者通常会出现皮肤反应和胃肠道黏膜反应，在治疗结束时可能是比较严重的时候，放疗结束后还会持续多长时间呢?

有两个非常重要的因素会影响这个时间：①黏膜溃疡的范围和深度。放疗结束时如果黏膜溃疡范围较大，疼痛比较明显，如果是Ⅲ度的黏膜反应，持续的时间会在 2 周以上。②是否合并同期的化疗，同期化疗的第三疗程通常在治疗的最后 3 天才完成，治疗结束时它对黏膜的损伤还尚未完全体现出来。另外，放疗同期合并化疗的患者黏膜的反应程度比单纯放疗重。所以，同期放化疗患者在治疗结束时可能最严重的黏膜反应还未表现出来，在治疗结束后 2 周仍然是比较严重的时候，一般需要 1 个月甚至更长的时间才能好转，在这段时间里，需要按照在治疗期间一样注意黏膜和皮肤的护理。

193. 放疗后什么时候复查？复查时需要查哪些项目？

肿瘤患者接受治疗后对复查有些具体的要求，一般放疗后1个月复查，观察肿瘤消退情况和正常组织恢复情况，以后2年内每3个月复查一次，2年以后每半年复查一次，5年以后每1年复查一次。有症状复发或异常情况出现时，应及时到医院进行复查。

复查的项目与治疗时的检查项目基本一致，有特殊提示时，会给予一些特殊的检查。

194. 放疗结束后一段时间内需要继续使用放疗辐射损伤保护的药物吗？

如果放疗反应比较重，可以考虑继续使用一段时间的放疗**辐射损伤**保护药物，患者皮肤、皮下组织出现纤维化者，可考虑使用γ-干扰素较长一段时间。

195. 放疗后肿瘤复发了应该注意什么问题？

放疗后肿瘤复发了，需要搞清楚几个问题：原来是什么疾病？复发的情况是怎么样的？局部病变晚不晚？有没有合并部位转移？此次复发距放疗的时间是多长？有没有合并症？放疗后的后遗症明显不明显？等等，然后根据具体情况决定下一步怎么办？对不同的肿瘤复发患者进一步的治疗是有差别的，不能一概而论，应与医生探讨进一步治疗方案。

196. 肿瘤患者在放疗后的日常生活中需要注意什么？

肿瘤患者接受治疗后的日常生活中应注意：①保持良好的心态和积极的生活态度，相信自己能够康复和彻底战胜肿瘤。②保持良好的生活习惯，正常作息，不过度疲劳。③坚持适当锻炼，强度以不感到累为原则。④定期到医院进行复查。

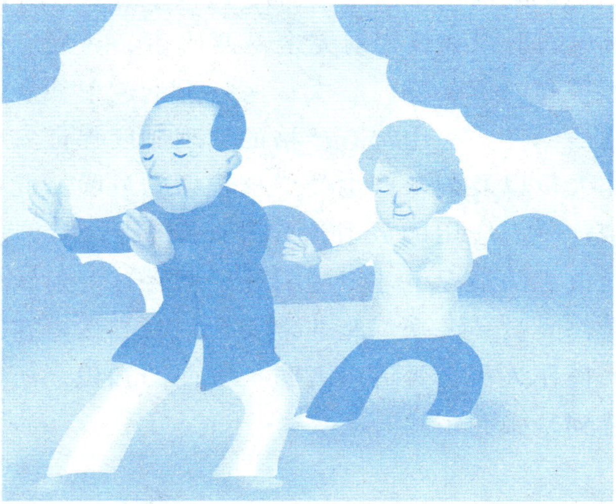

197. 接受放疗期间的患者能和亲人接触吗？

肿瘤不是传染病，不会传染给周边的人。体外照射的放射线以及**后装放疗**的放射线也不在患者体内存留，也不会发生辐射污染。接受放疗的患者可以和亲人接触，而且，和亲人在一起，会让患者感受到亲情，充满温暖，增加战胜疾病的信心。

198. 放疗和核辐射有关系吗？

生活中我们会经常听到核辐射这个词，比较熟悉的有第二次世界大战期间在日本广岛和长崎爆炸的原子弹造成的核辐射，2011年发生在日本福岛核电站泄漏产生的核辐射，以及前苏联切尔诺贝利核电站爆炸事件导致的核辐射。这些核辐射事件导致了很多人死亡，存活者中许多人后来患了肿瘤，并造成了严重的环境污染。这些事件都令人心生恐怖，以致于有些人谈“核”色变。

放射治疗的射线和核辐射完全是两码事，首先它的辐射源与核电站或原子弹的不一样。其次，医疗上的放射线和放射源都是可控的，它的储存、应用都有严格的管理制度保证安全，不会对患者、操作人员以及公众产生类似核辐射的危险。此外，目前大多数肿瘤治疗中心应用的放射治疗外照射机器都是直线加速器，只有在接通电源的情况下才产生射线，而且这些射线受到非常好的控制，操作人员、公众都是非常安全的。当然，在需要接触这些射线时，操作人员会告诉患者防护方面的知识。所以，不必对放射治疗感到紧张和害怕。

199. 什么是放疗增敏剂？

决定肿瘤放射治疗疗效的因素非常多，其中，很重要的一点是肿瘤对放射治疗的固有敏感性，也就是说肿瘤本身对放射线敏感还是抗拒。尽管肿瘤放射敏感性与肿瘤可治愈性不是完全相等的一回事，通常来讲，放射敏感性差的肿瘤局部控制率差，局部控制不好，肿瘤转移的机会也增加，总体疗效会下降。

放射治疗医生和放射生物学家一直在努力研究解决如何预测、增加肿瘤的放射敏感性，目前临床上常用的有甘氨双唑钠。

放疗增敏剂联合放疗能够增加肿瘤放射敏感性，提高肿瘤局部控制率。临床上还有应用化疗药物来增加肿瘤放射敏感性，但化疗药物不是真正意义上的放疗增敏剂。

200. 什么是热疗？什么情况下需要做热疗？

简单地说，热疗就是通过各种加热技术和方法，使肿瘤组织温度升高到一定程度，达到杀死肿瘤细胞的目的。现在局部热疗的方法主要是微波热疗仪。

热疗有局部热疗、区域热疗以及全身热疗。热疗主要的作用是利用热能使肿瘤细胞的蛋白质变性，肿瘤细胞丧失功能而死亡，同时，研究还表明，肿瘤内乏氧细胞对热疗比较敏感，而对放疗比较抗拒，放疗联合热疗可以提高乏氧细胞的杀死率。热疗通常需要和其他治疗如放疗和/或化疗联合应用，才能较好的提高疗效。腹部肿瘤尤其是有腹膜转移、**种植**的患者，可以采用腹腔热灌注加化疗的方法；对于深部软组织肿瘤，可以采用深部热疗仪配合放化疗进行。

201. 皮肤破了还能做热疗吗？

热疗的实现需要通过热疗的加热装置与皮肤接触，才能传导热量到肿瘤组织。皮肤破损后，局部的对温度敏感性会变差，感受不好加热温度的高低，容易造成局部皮肤和软组织出现损伤。因此，皮肤破了一般不宜做热疗。

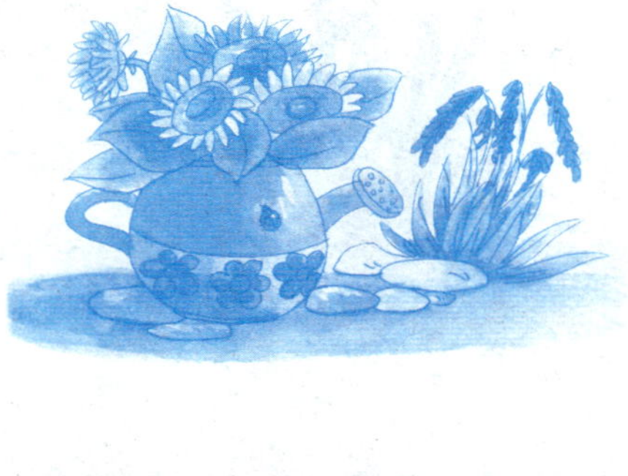

202. 热疗和放疗怎么配合?

单纯用热疗治疗肿瘤的疗效比较差，热疗需要和放疗或者化疗联合应用，以期获得最好的疗效。热疗在放疗前、后做都行，一般热疗和放疗间隔要求小于1小时。由于肿瘤细胞对加热有耐受能力，在接受一次热疗后的一段时间内，再次做热疗会没有疗效或者疗效明显下降，为了去除肿瘤细胞热耐受对治疗疗效的影响，两次热疗间的间隔时间需要在48小时以上。因此，热疗一般每周2次，周一和周四，或者周二和周五，与放疗或化疗配合使用。

（四）内科治疗

203. 什么是化疗?

化疗是化学药物治疗的简称，是指用化学合成药物治疗肿瘤及某些自身免疫性疾病的主要方法之一。化疗是一种“以毒攻毒”的全身治疗方法。这类药物主要基于肿瘤细胞较正常细胞增殖更快的特点，通过直接破坏肿瘤细胞的结构或阻断细胞增殖过程中所需的物质来达到杀伤肿瘤细胞的目的。因此，化疗对正常细胞和机体免疫功能等都有一定程度的损伤，可导致机体出现不良反应。

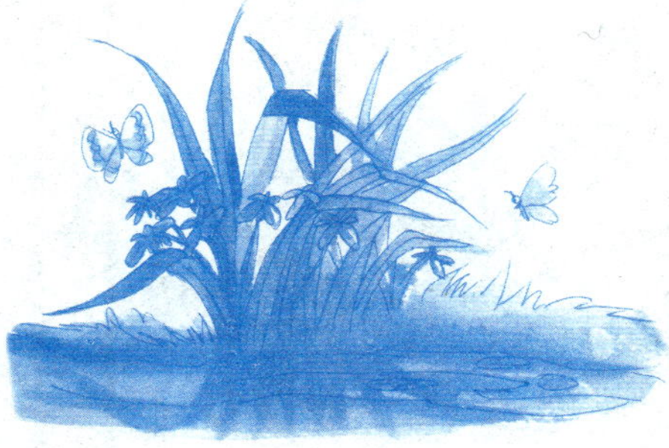

204. 什么是新辅助化疗?

新辅助化疗是指在实施局部治疗方法（如手术或放疗）前所做的全身化疗，目的是使肿瘤缩小、及早杀灭看不见的转移细胞，以利于后续的手术、放疗等治疗。对于早期肿瘤患者通常可以通过局部治疗方法治愈，通常并不需要做新辅助化疗。而对于晚期肿瘤患者由于失去了根治肿瘤的机会，通常也不采用新辅助化疗的方法。新辅助化疗通常是用于某些中期肿瘤患者，希望通过先做化疗使肿瘤缩小，再通过手术或放疗等治疗方法治愈肿瘤。但新辅助化疗也有风险，有些患者接受新辅助化疗的效果不好，使病变增大或患者体质下降，也可能失去根治肿瘤的机会。

205. 新辅助化疗后患者什么时候可以接受手术治疗?

对接受新辅助化疗后的患者需要进行影像学的一系列检查，以重新评估能不能进行手术治疗。如果外科医生认为有手术可能性，需待患者血象恢复正常后接受手术治疗，通常是在新辅助化疗结束后的第 3～4 周。如果是采用贝伐单抗治疗，通常是需要在停止治疗后至少 6 周才能进行手术治疗，如果用索拉非尼或舒尼替尼治疗，一般停药 1～2 周后就可以考虑手术治疗，其目的是减少术中出血，避免患者术后伤口不愈合。

206. 什么是术后辅助化疗?

有些肿瘤患者即使接受了根治性切除手术，甚至是扩大切除手术，术后仍有可能会出现肿瘤复发或转移。目前研究认为，这部分患者在原发肿瘤未治疗前就已有肿瘤细胞播散于全身，其中大多数肿瘤细胞被机体免疫系统所消灭，但仍有少数肿瘤细胞残留于体内，在一定条件下会重新生长，成为复发根源。因此，在手术或放疗消除局部病灶后，若配合全身化疗，就有可能消灭体内残存的肿瘤细胞。这种在根治性手术后进行的化疗叫辅助化疗。目的是杀灭看不见的微转移病灶，减少复发或转移，提高治愈率，延长生存期。是否需要进行辅助化疗主要根据原发肿瘤的大小和淋巴结是否转移，以及是否存在复发或转移的**高危因素**（如肿瘤分化差、有脉管瘤栓等）来决定。不同类型肿瘤的标准不尽相同，部分患者辅助化疗后还可能需要放疗。

207. 术后多长时间开始进行化疗比较合适?

术后化疗的时间主要取决于患者手术后恢复的快慢。通常在手术后 4 周之内进行化疗比较合适。

208. 都说化疗很伤身体，医生建议患者术后行化疗，可不可以不做化疗?

必要的术后辅助化疗能够减少复发或转移，延长生存期。虽然有毒性反应，但总体是利大于弊。对于大多数肿瘤而言，目前还没有能够替代辅助化疗的方法。如果医生建议进行术后辅助化疗，患者可以在充分了解辅助化疗可能带来的疗效后，决定是否采纳。

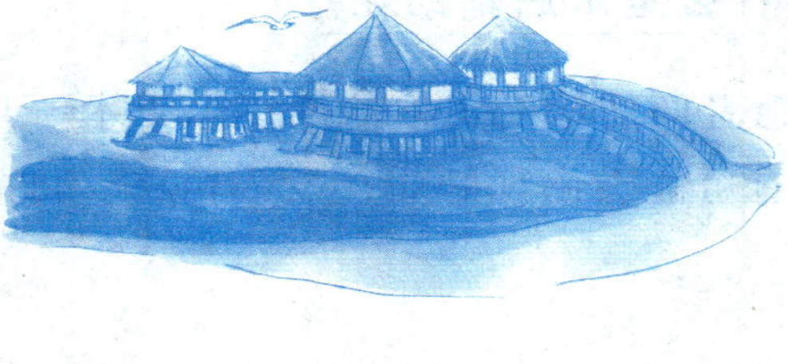

209. 为什么有的人化疗效果很好，而有的人化疗效果不好？

化疗的效果主要与肿瘤对药物的敏感性有关。有没有效主要取决于肿瘤的特点以及个体间的差异，比如同样是肺癌，小细胞肺癌化疗的效果很好，大多数患者化疗后肿瘤会明显缩小甚至消失。相比之下，非小细胞肺癌化疗的效果就没那么好。即便同样是肺腺癌，用了同一种药，有的人特别有效，有的人却一点不管用。这就是由患者个体间的差异造成的。

210. 化疗过程中会出现哪些不良反应？

化疗过程中常见不良反应包括**胃肠道反应**（恶心、呕吐）、血液毒性（白细胞减少、血小板降低、贫血）、肝**肾毒性**（肝、肾功能异常）、**神经毒性**（手脚麻木、耳鸣）、皮肤毒性（脱发、脱皮、皮疹、脓疱）、心脏毒性（心慌、心律失常、心绞痛）、乏力等。

211. 如何减轻化疗的不良反应？

目前已经有很多方法来预防或减轻化疗的近期不良反应，如化疗前预防用止吐药能减轻恶心、呕吐，白细胞或血小板降低的患者可以应用打升白药针或升血小板药物针。关节酸痛患者可用布洛芬（芬必得）之类的止痛药加以缓解。但对**神经毒性**、脱发，目前还没有好的预防办法。此外，治疗后导致的第二原发癌等也无法预防。患者应尽可能保持战胜疾病的决心和克服困难的信心，因为心情越差越容易陷入反应越大的恶性循环。

212. 如果化疗效果不好，患者该怎么办？

化疗效果不好的时候，最好跟主治医生沟通，分析治疗无效的可能原因。对于癌症患者来说，即使采用目前最有效的方案，仍有一部分患者无效。由于影响化疗疗效的因素很多，对某一个特定的患者而言，目前又没有特别有效的方法提前预知哪些化疗方案是有效的，哪些是没有效的，只能通过化疗以后才知道疗效如何。当然，化疗也不是完全盲目的，有经验的医生会根据患者肿瘤的各种特点，选择一个最适合于该患者的化疗方案。万一该方案无效，也会分析治疗失败的原因，提出下一步的合适治疗方法。

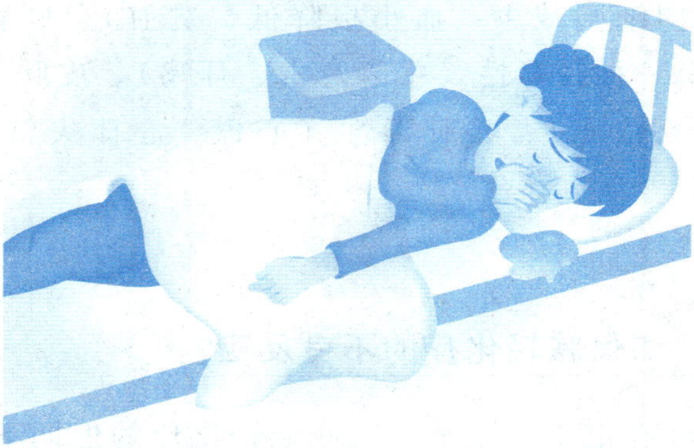

213. 什么是一线化疗？什么是二线化疗？

第一次化疗时采用的化疗方案叫一线化疗，这个化疗方案往往是经过长时间的临床研究显示对大多数患者来说疗效最好，且可以重复的治疗方法，毒副反应相对能接受，价格也能够接受的性价比最高的化疗方案。但没有一个药物或治疗方法是永远有效的，几个周期一线化疗后如果不管用了就不能再用这个治疗方案了，如果不换就不符合逻辑，再换的另一种化疗方案叫二线化疗。多数情况下，一线化疗的效果要好于二线化疗。

214. 如果多种化疗方案均无效怎么办？

如果多种化疗方案均无效，可以尝试参加新药的临床试验。参加临床试验虽然有些确切的结果还不知道，但这毕竟是一种机会。如果没有什么更有效的治疗方法，也可以考虑中医治疗等。根据患者的状态给予最佳支持治疗，针对不舒服的地方做局部治疗，比如骨放疗、脑放疗、胸部放疗等。如果患者经济条件允许，可试用靶向治疗。

215. 化疗患者为什么会掉头发？如果头发掉了怎么办？

化疗药物进入体内后会抑制组织的生长，在人的机体内生长最为旺盛的组织最容易被抑制，而这些旺盛的组织常见于骨髓、胃肠道黏膜等，发根也是一个生长极为旺盛的部位，因此也容易被化疗药物所抑制。化疗后一旦发根被抑制就会掉头发，有的人掉得更加明显，甚至眉毛、胡须及其他体毛都掉光。但是当化疗结束后这些抑制毛发生长的因素就逐渐淡出了，毛发的发根又会逐渐恢复生长，个别患者重新长出的头发还是卷发，但时间久了还是会变成直发。在医院里化疗后出现脱发的现象十分常见，别人不会用惊异的目光看待患者，但在其他场合有个别人对患者不了解，也有患者过多的自我暗示。如果要解决这种现象，可以到商店去购买假发。戴假发不光是患者的专利，也是很多人的爱好，患者可以随心挑选中意的假发，体会平时不曾尝试的事物。当然随着科技的进步，有些治疗药物已经有所改进，相信治疗后掉头发的现象会逐渐得以改善。

216. 化疗期间饮食应注意些什么？有忌口吗？

化疗中应注意饮食问题，尤其是我们中国人，对此非常重视。但是现实中对这个问题的认识存在着许多误区。受传统的思维影响，人们有很多奇怪的认识，例如忌口的问题：治疗中不能吃无鳞鱼、不能吃蛋白质、不能吃羊肉等；还有的患者认为应该使劲补，天天补品不离口。出现这些现象和我们的传统思维方式有关。食物对疾病产生影响的并不多，如食用海产品对甲状腺功能亢进、食用过多的含淀粉或糖的食物对糖尿病、饮酒及海鲜等对痛风等均会出现影响，但是一般的鱼、肉类食物对肿瘤并没有影响，一些不实的传言并没有证据来支持。设想一个肿瘤患者本来身体就受到疾病的困扰，常出现营养不良，如果再不及时补充营养则会对患者的病情造成消极的影响。化疗期间患者常常有**胃肠道反应**，如恶心、呕吐、食欲不好等，这时饮食应该清淡，但应富于营养，并且应食用一些含纤维素多的食品，以帮助患者解决便秘问题。化疗过后休息阶段可以再适当地增加营养。有人认为应多食补品，补品是什么？其实只是个概念而已，有些补品含有激素，对患者不见得有益，只要患者有食欲，其实正常的饮食就是最好的补品，花同样的钱可以获得更多的回报。

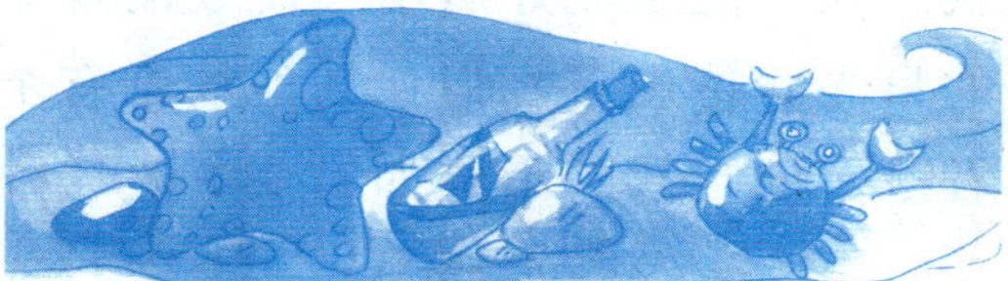

217. 抗肿瘤化疗药物有哪几大类？

（1）按作用机制抗肿瘤化疗药物通常分为六大类：①细胞毒类药物：此类药物作用于细胞的DNA和RNA、酶、蛋白质，导致肿瘤细胞死亡。如氮芥、卡莫司汀（卡氮芥）、环磷酰胺、白消安（马利兰）、洛莫司汀（环己亚硝脲）等。②抗代谢类药：此类药物对核酸代谢物与酶结合反应有相互竞争作用，影响与阻断核酸的合成，导致肿瘤细胞死亡。如氟尿嘧啶、甲氨蝶呤、阿糖胞苷、巯基嘌呤、呋喃氟尿嘧啶等。③抗生素类：有抗肿瘤作用的抗生素类药物。如放线菌素D、丝裂霉素、博来霉素、多柔比星（阿霉素）、平阳霉素等。④生物碱类：主要为干扰细胞内纺锤体的形成，使细胞停留在有丝分裂中期。如长春新碱、长春碱、羟基树碱等。⑤激素类：能改变内环境进而影响肿瘤生长，有的能增强机体对肿瘤侵害的抵抗力。常用的有他莫昔芬（三苯氧胺）、雌激素、黄体酮、雄激素、甲状腺素、地塞米松等。⑥其他：不属于以上诸类，如甲基苄肼、羟基脲、顺铂、卡铂等。

（2）按其对细胞增殖周期的影响，可分为三大类：①周期非特异性药物：对增殖或非增殖细胞都有作用的药物，如氮芥类、环磷酰胺、抗生素类等。②周期特异性药物：作用于细胞增殖整个或大部分周期时相的药物，如抗代谢类药物。③周期时相特异药物：药物选择性作用于细胞周期的某一个时相，如阿糖胞苷、羟基脲抑制合成期，长春新碱对有丝分裂期的细胞抑制作用。

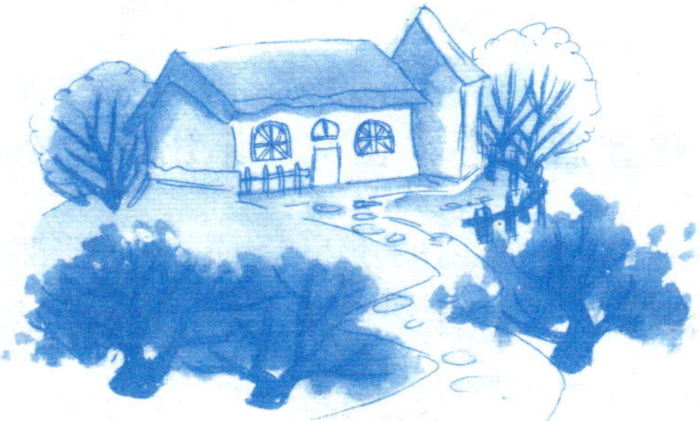

218. 为什么大多数化疗方案需要联合几种化疗药进行？

化疗药物按照机制分成很多种，在为患者治疗中多选用几种药物联合使用，当然偶尔也有单独使用的时候。肿瘤细胞在其生长过程中细胞要分裂、增殖，在细胞分裂、增殖过程中会出现很多生物学过程，我们把它分成几个期别。不同药物在各期的针对性、起的作用不同，所以如果能够联合使用多种化疗药物，可以产生比单个药物更高的疗效，同时可以分散各个药物不同的不良反应，不至于在某个方面的不良反应太明显。这就是为什么大多数化疗需要联合几种化疗药进行。

219. 化疗后呕吐怎么办？

呕吐是肿瘤患者对化疗药物常见的不良反应，随着化疗药导致患者呕吐的机制被搞清楚，现在已经开发了很多有效的止吐药物，极大地缓解了患者的消化道反应，用药后呕吐明显减轻，已经很少有因为长期呕吐反应而不能坚持化疗的患者了。止吐药物大多是经静脉使用，也有口服的，可以结合使用，如果止吐效果不理想还可以结合激素（地塞米松）治疗。但是这些止吐药物也有不良反应，如便秘、腹胀等。

220. 化疗后恶心，但又吐不出来怎么办？

化疗后恶心是非常常见的不良反应，一般都伴随着呕吐，但这种胃肠反应太明显了患者又受不了。目前都是用止吐药物，该药物使用后呕吐减少了，但患者又会出现化疗后恶心，但又吐不出来的现象。治疗中可以采用加强止吐效果的手段，如加上激素治疗（地塞米松）等办法，最大限度地减轻不良反应。但应该注意的是止吐药物也有不良反应，当加强止吐时患者便秘、腹胀也会变得明显，要综合考虑这些因素，追求治疗的总体效果。

221. 化疗后大便干燥怎么办?

一些患者化疗后会出现大便干燥，主要的原因可能是用了止吐药物。止吐药可以抑制化疗后的恶心和呕吐，但是止吐药物自身还有副作用，就是便秘和腹胀等。药物性的便秘只要不严重，待化疗停止后就会逐渐恢复。如果便秘非常严重，就应该在医生指导下使用一些通便药，或使用开塞露等外用药解决问题。但还应该注意化疗期间饮食中应多进食含纤维素的食物，以创造正常的胃肠环境。

222. 化疗后手指和脚趾麻木怎么办?

化疗后有的患者会出现手指和脚趾麻木，这种现象多见于接受了具有**神经毒性**的药物治疗后。具有**神经毒性**的药物有长春新碱、长春花碱、紫杉醇、多西他赛、奥沙利铂等。出现**神经毒性**后首先应告知您的医生，医生会给您进行评估，然后按照出现的严重程度调整或修订治疗方案。轻度的手指和脚趾麻木是可以承受的，但是当不良反应超过一定限度，医生经评估后认为应该减量或停止使用产生神经毒的药物。如果发生了手指和脚趾麻木，也可以用一些营养神经的药物，但疗效常常不能令人满意，因为神经的恢复时间较长，还是要尽量预防才能避免出现严重的**神经**

毒性。

223. 化疗后出现口腔黏膜炎和溃疡，有什么办法可以减轻疼痛？

化疗后患者出现口腔黏膜炎和溃疡是化疗药物的不良反应，甲氨蝶呤等药物导致的最明显，当出现了口腔黏膜炎和溃疡应该告知医生，在经检查后可以做相应的处理。有口腔溃疡的患者须保持口腔卫生，饭后口腔中不要残留食物残渣，多漱口；目前有些漱口液可帮助溃疡愈合，还可以用含有粒细胞-**巨噬细胞集落刺激因子**（一种升白细胞药物）的液体漱口，因为这种药物可以促进伤口愈合。还可以局部外用麻醉药物止痛，帮助患者进食。

224. 化疗多长时间可以看出疗效？

不同的肿瘤对化疗的敏感性不一样，有的肿瘤如果有效则会很快就看到疗效，如小细胞肺癌、淋巴瘤等。但就大多数肿瘤来讲，要评估疗效需要做 2 个周期后再评价，过早评估疗效很可能会冤枉一些治疗，因为还没有看见肿瘤大小出现明显变化，但是也不能等的时间太长，那样如果无效的话也会耽误治疗。

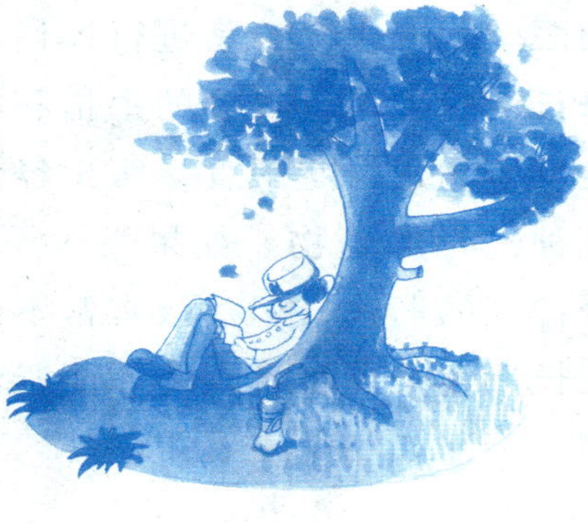

225. 晚期肿瘤患者需要做化疗吗？如需要，通常要做几个周期？

一般来讲晚期肿瘤患者是指出现远处转移的患者，晚期肿瘤患者不等于没有办法治疗。对于晚期肿瘤患者治疗的主要目的是延长患者的生存时间、提高患者的生活质量。不同的晚期患者化疗周期数不同，患者能够承受的情况也不同，所以还应该与医生进行探讨，做好心理准备，配合进行治疗，争取达到最佳治疗效果。

226. 输注不同化疗药物时，患者应注意什么？

使用化疗药物前、中、后患者应该注意的问题很多。要积极配合医生的安排，争取获得最大的治疗效果，并将不良反应控制在可以接受的范围之内。一般来讲化疗前应该早早休息，不熬夜，不管您是看电视直播的体育比赛、打牌还是与人彻夜长谈都不应该，这会直接影响次日您对药物的耐受性；另外，有些药物还要求同时口服一些药物：如抗过敏药、防水钠潴留（水肿）药物、防止出现严重不良反应的药物；化疗期间应该进食一些富含营养、又易于消化，且富含纤维素的食物；还要经常和医生沟通，询问注意事项。

227. 化疗周期是指 1 周吗？

化疗周期是指每次用药及其随后的停药休息期到下一次化疗开始用药时的间隔时间。化疗方案不同，化疗周期长短不一。化疗周期的长短一般是根据化疗药物的药物代谢动力学特点和肿瘤细胞的增殖周期来决定的。根据化疗药物毒副作用及人体恢复周期，从给化疗药的第1天算起，至第21天或28天，即3~4周称之为一个周期。

228. 化疗是天天做吗？

化疗方案是3个星期为1个周期，要化疗4个周期，是否需要在医院治疗12个星期，也就是3个月吗？不是，化疗的1个周期包括了用药的时间和休息时间。在一个周期中不是每天都用化疗药，大部分化疗药物在每21天或者28天里只有前3~5天使用化疗药物，其余时间休息。某些靶向药物使用的时间会相对较长，比如说重组人血管内皮抑制素（恩度）就需要连续使用14天，每天用药4个小时。药物使用的频率是根据其毒副作用、代谢时间及人体恢复周期而决定的。总的来说，不论什么样的治疗方案，每个周期患者都会有一定的休息时间。

229. 什么是化疗方案？

当肿瘤专科医生给肿瘤患者实施化疗时，会针对不同的肿瘤类型、患者当时的身体状况和既往的治疗情况来选择合适的化疗方案进行治疗，化疗方案通常是一种或几种化疗药物的联合应用。为什么将几种药物联合应用呢？因为化疗的主要目的是最大限度地杀伤肿瘤细胞，同时还要减少化疗药物对人体正常细胞的毒副作用，因此医生会考虑药物对肿瘤细胞的杀伤力、药物的毒性、对肿瘤细胞增殖周期的影响，以及患者的耐受情况，从科学的化疗方案中选出最优的方案进行治疗。

230. 如何正确对待化疗，消除恐惧？

由于化疗有恶心、呕吐、腹泻、脱发、肝功能损害以及白细胞减少等不良反应，不少患者认为化疗会削弱已经患有重病、或刚经历大手术创伤的身体，是得不偿失，因而拒绝做化疗。其实，在目前对癌症的有效治疗手段中，手术及放疗均是局部治疗手段，唯有化疗才是全身性治疗，当然中医药或免疫治疗等也是全身治疗，但就其对肿瘤细胞的杀伤作用而言就远不如化疗。

肿瘤患者应该避免盲目的做化疗，应该找有资质的肿瘤内科医生制订化疗方案。而对于由化疗而引起的呕吐、脱发、白细胞减少等副反应，目前有很好的止吐药、升白细胞药、保护肝肾功能的预防措施等予以处理，化疗不良反应可得以较好的控制。有些患者在化疗前给予止吐药甚至不会出现呕吐的反应；对于脱发的患者化疗后头发还可以再生。所以完全不必惧怕化疗。

231. 是不是化疗的副作用越大疗效越好？

只要是做化疗，其不良反应几乎不可避免。不能根据化疗不良反应的程度来判断化疗效果，并不是化疗反应越大效果越好、没有化疗不良反应就没有效果。化疗成功与否，在很大程度上取决于如何解决好疗效与不良反应之间的关系。不同的个体对药物的吸收、分布、代谢、排泄可能有差异，要密切观察与监测每个人。这不意味着为了追求疗效就可以无止境的增加药物剂量，在剂量增加的同时，毒副作用也在增加，在患者可以耐受的不良反应情况下，兼顾最适合患者的最大剂量是保证疗效的最好方法。

232. 怎么才能知道化疗药物是否有效?

相信每位患者在化疗前都会做一些检查，这些检查可起着大作用。从第一次开始使用化疗方案起，大部分方案进行一段时间后会再次做一些辅助检查，比如血清肿瘤标志物、CT检查等，医生会结合相应症状的减轻程度，综合的评估化疗药物是否有效。

233. 做化疗期间还可以上班吗?

随着医学科学的不断发展，人们对于肿瘤已渐渐脱离了“谈癌色变”的窘境。如果化疗反应不大，一般情况允许，患者在化疗间歇期是可以工作的。但也要看患者的工作性质，如果是强体力劳动，最好还是避免，因为化疗间歇期难免还是会出现**骨髓抑制**，这时免疫力是相对低下的，适当的休息与睡眠有利于免疫力的恢复，也可以降低感染风险。如果是在办公室工作，不会过度劳累，对患者影响不大，患者应自己酌情协调好。

234. 化疗中出现白细胞减少怎么办?

化疗过程中白细胞减少会导致被迫减量或停止化疗，近期容易造成严重感染，如果白细胞低于1.0×10^9/L、持续5天以上时，发生严重细菌感染的机会明显增加。这个时候可以根据白细胞降低的程度选择一些合适的药物，如果白细胞略微降低，可以口服升白细胞药物，当白细胞下降程度较重时应该使用一些粒细胞集落刺激因子。

化疗给药结束，患者回家休息的过程中出现白细胞减少时一定要注意自我保护，一旦发现白细胞开始降低，及时与主管医生联系，密切监测白细胞情况，并注意保暖及休息，避免着凉，避免过度接触人群，降低感染的风险。

235. 化疗中出现血小板减少怎么办?

血小板减少会引起出血时间延长，血小板计数的正常值为 $(100\sim300)\times10^9/L$。理论上当血小板 $<50\times10^9/L$ 时，会有出血危险，轻度的损伤可引起皮肤、黏膜的瘀点；当血小板 $<20\times10^9/L$ 时，出血的危险性增大，常可以有自发性出血，需要预防性输入血小板；血小板 $<10\times10^9/L$ 时容易发生危及生命的中枢神经系统出血、胃肠道大出血和呼吸道出血。化疗中出现血小板减少引起的严重出血并发症并不多见。有出血倾向时，应给予输注血小板以及止血药物；没有出血倾向者，若血小板 $>20\times10^9/L$，应该卧床休息，避免磕碰，使用一些血小板生长因子等药物，观察病情。

236. 化疗中出现贫血怎么办?

血液中的红细胞为全身各组织器官提供氧气，当红细胞太少而不能向组织提供足够的氧气时，心脏工作就会更加努力，让人感到心脏搏动很快。贫血会使人感到气短、虚弱、眩晕、眼花和明显的乏力等。根据患者贫血程度的不同，医生会给予重组人促红细胞生成素、口服铁剂、维生素，甚至是输红细胞悬液以加快贫血的纠正。

在药物治疗的同时也需要患者足够的休息、减少活动、摄入足够的热量和蛋白质（热量可以维持体重，补充蛋白质可帮助修复治疗对机体的损伤）、缓慢坐下与起立。

237. 患者化疗后如何评价化疗的疗效？

在化疗药物治疗过程中，正确评价药物的有效性十分关键。化疗前后都会反复做血液学检查和CT等评价化疗疗效，医生总会用肿瘤完全缓解（CR）、肿瘤部分缓解（PR）、肿瘤稳定（SD）、肿瘤进展（PD）这类的医学术语来总结这段时间的治疗效果。实际上对于大多数药物治疗不敏感的肿瘤或晚期肿瘤患者，如果我们一味强调理论上的CR、PR，这是不切实际的。医生治疗肿瘤时不但会看肿瘤大小的变化，更要考虑到患者的生存质量、生存期的长短。很多晚期肿瘤患者通过综合治疗可以长期“带瘤生存”，这样的治疗疗效和实际意义不亚于CR、PR的结果。

238. 已经做了结肠癌根治性切除手术，还需要做化疗吗？

如果做了结肠癌根治性手术，术后的化疗称为辅助化疗，目的是消灭血液中的微小转移病灶（目前的影像技术手段还不能检测到这些微小转移灶），减少肿瘤局部复发或向其他组织或器官发生转移的机会。但并不是每个患者都需要行术后的辅助化疗。主要看手术后的病理分期以及是否存在不良**预后**因素。分期为Ⅰ期的患者，术后化疗不能降低复发、转移的风险，不用化疗；分期为Ⅲ期的患者，化疗能够明显降低发生复发、转移的风险，延长生存期，因此需要化疗；分期为Ⅱ期的患者就要看有没有不良**预后**因素了，常见的不良**预后**因素包括：手术前存在肠穿孔或肠梗阻、术后的病理检查发现肿瘤侵透浆膜层、病理检查的淋巴结数目少于12枚、有脉管瘤栓、有神经侵犯等。有不良**预后**因素的Ⅱ期患者需要接受术后辅助化疗。

239. 结直肠癌化疗用什么药物呢？

对结直肠癌有效的化疗药物包括奥沙利铂、伊立替康、氟尿嘧啶类等。氟尿嘧啶类药物包括静脉输注的5-氟尿嘧啶以及口服类药物卡培他滨、优福定等。根治术后辅助化疗的标准方案为奥沙利铂联合氟尿嘧啶类药物，身体状况差、不能耐受两药联合的患者，可以单独应用氟尿嘧啶类药物。辅助化疗采用伊立替康不能降低复发/转移风险，因此不推荐应用。而对于晚期结直肠癌患者，这些化疗药物都可以应用。具体选择何种药物要根据患者的身体状况、肿瘤情况、既往治疗情况等决定。

240. 术后辅助化疗需要多长时间呢？

目前标准的术后辅助化疗持续时间是半年。20世纪90年代初，研究证实结肠癌术后单用氟尿嘧啶类药物辅助化疗1年，可以降低复发/转移率，提高总生存期。到90年代中期，研究证实半年和一年的辅助化疗具有同样的疗效。因此，从90年代中期开始，辅助化疗的临床研究和实践都定为半年。21世纪初，确定在氟尿嘧啶类药物基础上加用奥沙利铂对于Ⅲ期和高危Ⅱ期（前述具有**高危因素**的Ⅱ期）患者能进一步降低复发/转移的风险，提高总生存期，推荐的治疗时间也是半年。根据辅助化疗方案的不同，化疗周期数也不同，通常2周为一个周期的方案需进行10~12个周期；3周为一个周期的方案需进行6~8个周期，总的时间长度要达到半年。

241. 结直肠癌化疗过程中有哪些不良反应？怎么办？

化疗药物不仅对肿瘤细胞有杀伤作用，对人体正常的组织也有杀伤作用，尤其是增长迅速的细胞，例如：毛囊细胞、骨髓造血细胞和胃肠道黏膜的细胞等，这也是化疗不良反应产生的原因。结直肠癌化疗应用的药物不同，产生的不良反应也就不同。常用的药物包括奥沙利铂、氟尿嘧啶类和伊立替康，具有化疗药物共有的常见不良反应，如恶心、呕吐、食欲差、腹泻、便秘、白细胞减少、血小板减少等。还有一些是药物特有的不良反应。

奥沙利铂会产生**神经毒性**，包括急性**神经毒性**和慢性累积性**神经毒性**。主要表现为周围感觉神经的异常。急性**神经毒性**主要表现为肢端麻木、疼痛、唇周麻木等，遇到冷刺激时会加重。因此，用药期间一定要避免冷刺激，不能吹空调凉风，不能直接接触冷空气，冰箱里刚拿出来的东西不能直接吃、不要直接接触冰冷的物体等。冬天的时候要做好保暖措施。慢性累积性**神经毒性**包括肢端持续性的感觉异常和感觉障碍，在化疗的间隔期不消失。随着治疗总给药剂量的增加，持续时间和强度加重。当总的累积剂量达到一定程度时会有一小部分患者出现功能障碍，在完成需要精细的感觉运动神经协调的动作（如写字、系纽扣或拿住物体）时会出现，这是由感觉神经损伤引起的。

伊立替康可能会导致严重的腹泻，产生的腹泻大致可分为早期腹泻和迟发性腹泻。早期腹泻通常发生在用药 24 小时以内，往往伴有大汗、流泪增多、唾液增多等，这是乙酰胆碱能综合征的表现，严重的时候需要皮下注射阿托品来缓解症状。用药 24 小时后发生的腹泻称为迟发性腹泻，有可能会比较严重，因此需要积极的处理，一旦出现腹泻就要按照医嘱服用盐酸洛哌丁胺胶囊（易蒙停）。应用伊立替康化疗期间要注意饮食，以前生活中不好消化的食物、进食后可能出现腹泻的食物都要避免应用，以避免出现严重的迟发性腹泻。

氟尿嘧啶类药物可能导致手足皮肤反应，表现为手足脱皮、疼痛等，要保持局部清洁，注重局部保湿，减少长时间站立等。

总的说来，这些不良反应可根据情况大致分成轻、中、重度。轻度反应不需要特殊处理，中、重度反应就需要咨询医生，是否需要对症处理，甚至需要调整化疗药物种类和剂量了。另外，要按照医生的要求，定期复查血常规和肝、肾功能，观察白细胞、血小板和肝、肾功能情况，如果异常，需要及时给予处理。同时要定期进行疗效评价，观察药物是否发挥了疗效。还有，比较重要的是，要正视目前的情况，以乐观积极的态度来面对疾病和治疗，保持适当的运动，以不累为宜。

242. 什么是靶向治疗？

靶向治疗又称分子靶向治疗，是指药物进入体内会特异性地选择分子水平上的致癌位点来相结合发生作用，使肿瘤细胞特异性死亡，而不会波及肿瘤周围的正常组织细胞。所以分子靶向治疗又被称为“生物导弹”，一般只对肿瘤有抑制作用，而对正常组织没有副作用，其特点是高效、低毒，是一种理想的肿瘤治疗手段。

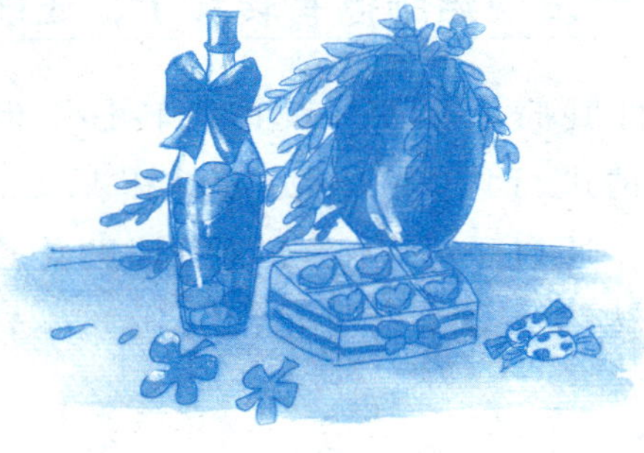

243. 什么情况下需要用靶向治疗？有哪些副作用？

目前不推荐结直肠癌根治术后辅助治疗时应用靶向治疗药物。靶向药物目前只应用于晚期肿瘤患者，也就是不能手术切除或有转移的患者。靶向药物包括两类单克隆抗体：贝伐珠单抗是针对**血管内皮生长因子（VEGF）**的单抗，应用前不需要进行任何基因突变或其他生物标志物的检测。西妥昔单抗和帕尼单抗是针对**表皮生长因子受体（EGFR）**的单抗，应用前需要检测肿瘤组织标本的 K-ras 基因是否存在突变，如果存在 K-ras 基因突变，应用这两种药物就没有作用了。这些组织标本可以是从原发灶取得的，也可以是从转移灶取得的。可以是穿刺**活检**的标本，也可以是手术切除的标本。这些标本都在患者做穿刺或手术的医院病理科保存。

单抗药物也有不良反应，但通常与传统的化疗药物不同。贝伐珠单抗会引起高血压、出血、伤口愈合延缓等不良反应；西妥昔单抗会引起输液反应、面部或躯干皮肤的痤疮样皮疹等。因此要根据患者的既往病史、身体状况来决定是否应用。另外，靶向治疗药物都比较昂贵，目前医保尚不能报销，因此需要根据自身经济条件来决定是否使用。

244. 已经发现结肠癌有转移了，还能治疗吗？

中、晚期恶性肿瘤患者往往都伴有转移，但根据转移部位的不同，还要对病情进行详细的区分。如果只是局部淋巴结转移，病情还处于中期，通过手术治疗和术后辅助化疗有很大的可能性获得根治。远处转移也分为两种情况：第一，转移的部位仅局限在某个脏器如肝、肺、卵巢等，有可能通过手术达到完全切除。这种情况下，手术+术后化疗同样可能达到根治。如果肿瘤虽然局限在某个器官，但医生认为不能手术切除的患者，也可能先进行化疗或化疗联合靶向治疗，使肿瘤缩小、减少，还是有可能获得手术切除的机会。第二种情况，肿瘤转移的部位很广泛，包括多个脏器的转移，或单个脏器弥漫的转移，即使行强烈的化疗或化疗联合靶向治疗，仍然没有根治切除机会了，这个时候，通过全身化疗，可以使肿瘤（包括原发病灶和转移病灶）缩小或保持稳定状态，控制肿瘤的发展，缓解肿瘤导致的症状，提高患者的生活质量，并延长患者的生存期。通过积极的全身治疗，有一半的患者能够存活 2 年以上，个别患者存活时间更长。

（五）放射性核素治疗

245. 放射性核素如何治疗肿瘤？

放射性核素治疗是将带有射线的放射性药物给肿瘤患者口服或经静脉注射等方法进入人体内后，放射性药物能随血液到达肿瘤部位，对肿瘤细胞放出射线，其射线像“导弹”一样能瞄准肿瘤细胞射击，最后抑制或摧毁肿瘤细胞，从而达到治疗肿瘤的目的。放射性核素治疗属于内照射治疗，而我们通常所说的放疗属于外照射治疗。

246. 应用放射性核素治疗安全吗？

放射性核素所发射出来的射线对肿瘤细胞具有杀伤力，能有效地破坏病变组织，达到治疗目的。放射性核素治疗的靶向性很好，主要集中在病变部位照射，在组织中仅能穿行几毫米，对周围的正常组织影响小，只要是采用规范化治疗方案与剂量，核素治疗是安全、可靠的。

247. 放射性核素治疗骨转移的效果如何？

放射性核素治疗骨转移是利用放射性核素所发出的射线，对骨转移灶进行照射，达到治疗的目的。这是一种内照射治疗，可以缓解疼痛、减轻症状、提高患者的生存质量，小部分患者能达到骨病灶好转或消失，甚至延长生命。总的来说，前列腺癌及乳腺癌骨转移的放射性核素治疗疗效比其他肿瘤骨转移效果好，止痛效果可达80%以上。

248. 临床上常用什么放射性药物治疗骨转移？

放射性核素治疗骨转移所用的放射性药物目前在我国主要有两种，一种是长效的放射性治疗药物二氯化锶（$^{89}SrCl_2$），用于骨转移早期、骨髓储备能力正常的患者。一般一次注射二氯化锶4mCi，起效时间14～28天，治疗效果持续时间12～26周，骨痛复发的病例可以重复进行治疗，两次给药间隔时间一般是3个月，止痛率74%～91%。

另一种是短效的放射性治疗药物^{153}钐-乙二胺四甲撑磷酸（^{153}Sm-EDTMP），用于骨转移进展期、骨痛严重、骨髓储备不足的患者。一般一次注射^{153}Sm-EDTMP 1mCi/kg，起效时间2～7天，治疗效果持续时间4～8周，骨痛复发的病例可以重复进行治疗，两次给药间隔时间一般是1个月，止痛率65%～92%。

249. 哪些患者适合接受放射性核素治疗?

一般用放射性药物治疗骨转移的患者需要符合下列要求：①临床、病理及各种影像诊断确诊的骨转移癌；②核素骨显像显示骨转移癌有**放射性浓聚**；③骨转移癌所致的骨疼痛，药物治疗、放疗、化疗无效者；④白细胞不低于 $3.0\times10^9/L$，血小板不低于 $90\times10^9/L$，血红蛋白不低于 90g/L；⑤预计患者生存期>3 个月。

250. 哪些患者不宜接受放射性核素治疗?

在下列情况下不考虑做骨核素治疗：①妊娠及哺乳期的妇女；②白细胞低于 $3.0\times10^9/L$；③血小板低于 $90\times10^9/L$；④严重的肝、肾功能不良；⑤骨显像显示病灶无**放射性浓聚**。

251. 放射性核素治疗骨转移有哪些常见的副作用?

放射性核素治疗骨转移最常见的副作用是**骨髓抑制**，表现为白细胞、血小板或血红蛋白降低。治疗后**骨髓抑制**发生率为 20%～50%，但可以恢复，一般在 12 周内即可恢复到治疗前水平。

5%～10%的患者可出现反跳痛，即给予骨核素治疗后患者出现短暂的疼痛加重，一般发生在给药后 5～10 天，持续 2～4 天，对症止痛治疗能好转。

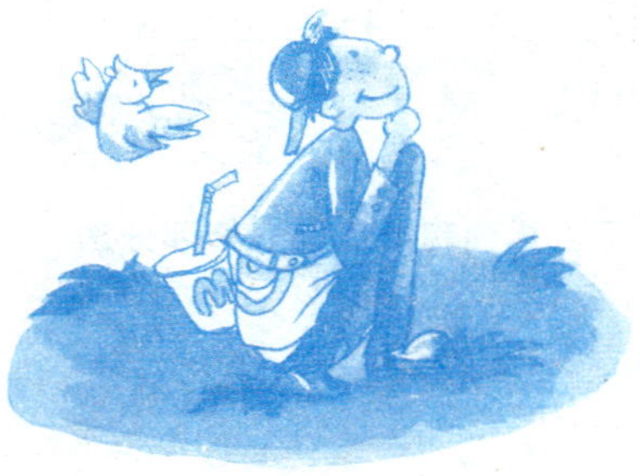

（六）癌痛治疗

252. 什么是癌性疼痛？疼痛分几级？

癌性疼痛是由于肿瘤在局部或转移部位侵犯或压迫神经纤维所造成的疼痛。癌性疼痛是肿瘤发生、发展中的并发症状，疼痛的性质及范围取决于肿瘤生长的部位及对周围神经侵犯的程度。

疼痛是一种令人不快的主观感受，为了能够客观地评价疼痛的程度、合理地选择止痛药物治疗及评价止痛效果，医学上制订了多种评价疼痛程度的方法，以下三种是目前世界范围内通用的评估标准。

（1）数字分级法（NRS）：使用疼痛程度数字评估量表。疼痛程度分为：轻度疼痛（1～3），中度疼痛（4～6），重度疼痛（7～10）。

（2）面部表情疼痛评分量表法：按照面部表情疼痛评分量表，此表用于表达困难的患者，如儿童、老年人，以及存在语言或文化差异或其他交流障碍的患者。

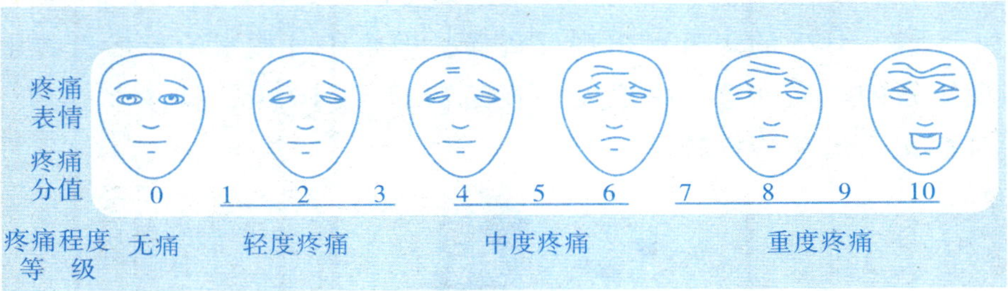

疼痛程度面部表情评分法

（3）主诉疼痛程度分级法（VRS）：根据患者对疼痛的表述，将疼痛程度分为：

轻度疼痛：有疼痛但可忍受，生活正常，睡眠无干扰。

中度疼痛：疼痛明显，不能忍受，要求服用镇痛药物，睡眠受干扰。

重度疼痛：疼痛剧烈，不能忍受，需用镇痛药物，睡眠受严重干扰，可伴自主神经紊乱或被动体位（指不能依靠自身的力量来调整或变换肢体的位置，处于一种固定而不适的状态）。

253. 世界卫生组织将疼痛程度分为几级？每级的标准是什么？

世界卫生组织将疼痛的程度分为5级，具体分级标准如下：

0度：不痛；

Ⅰ度：轻度痛，为间歇痛，可不用药；

Ⅱ度：中度痛，为持续痛，影响休息，需用止痛药；

Ⅲ度：重度痛，为持续痛，不用药不能缓解疼痛；

Ⅳ度：严重痛，为持续剧痛伴血压、脉搏等变化。

254. 世界卫生组织推荐的治疗癌痛三阶梯止痛方案是什么？

为了提高癌症患者的生活质量，达到持续镇痛的效果，使癌痛患者夜间能够睡觉，白天休息、活动、工作时无痛，世界卫生组织推荐采用三阶梯止痛方案，其具体分类如下：

第一阶梯：应用非阿片类镇痛药物止痛，加用或不加用辅助药物。

第二阶梯：如果疼痛持续或加剧，在应用非阿片类镇痛药基础上加用**弱阿片类药物**和辅助药物。

第三阶梯：强阿片类药物与非阿片类镇痛药及辅助药物合用，直到患者疼痛获得完全缓解。

如果疼痛仍然持续，应进行神经破坏或介入治疗等有创性治疗。尽量维持无创性给药途径，这种途径简单、方便、安全、费用低。

255. 什么是非阿片类镇痛药?

非阿片类镇痛药是指止痛作用不是通过激动体内阿片受体而产生的镇痛药物。按作用机制主要分为以下两类：

（1）非甾体类抗炎镇痛药：具有解热镇痛，兼具消炎、抗风湿、**抗血小板聚集**作用的药物。主要用于治疗炎症、发热和疼痛，如吲哚美辛、对乙酰氨基酚、芬必得（布洛芬）、萘普生、奇诺力（舒林酸）、西乐葆等。

（2）非阿片类中枢性镇痛药：作用于中枢神经系统，影响痛觉传递而产生镇痛作用，如曲马多、氟吡汀。

256. 什么是阿片类镇痛药?

阿片类镇痛药为一类作用于中枢神经系统，激动或部分激动体内阿片受体，选择性减轻或缓解疼痛，对其他感觉无明显影响，并能保持清醒的一类止痛药物。镇痛作用强，还可消除因疼痛引起的情绪反应。阿片类镇痛药按药物来源可分为以下三类：

（1）天然的阿片生物碱：如吗啡、可待因。

（2）半合成的衍生物：如双氢可待因。

（3）合成的麻醉性镇痛药：哌替啶（杜冷丁）、**芬太尼族**、美沙酮等。

257. 按三阶梯止痛方案常用的镇痛药都有哪些？

很多患者不知道自己服用的药物属于哪一个阶梯，按三阶梯止痛方案常用的镇痛药有：

第一阶梯：轻度镇痛药，以非甾体类药物为主。常用的有阿司匹林、意施丁（消炎痛控释片）、泰诺林（对乙酰氨基酚为主）、百服宁（对乙酰氨基酚为主）、必理通（对乙酰氨基酚）、散利痛（对乙酰氨基酚+咖啡因等）、芬必得（布洛芬）、扶他林（双氯芬酸钠）、凯扶兰（双氯芬酸钾）、奥湿克（双氯芬酸钠+米索前列醇）、奇诺力（舒林酸）、莫比可（美洛昔康）、萘普生、西乐葆等。

第二阶梯：中度镇痛药，以**弱阿片类药物**为主。常用的有奇曼丁（盐酸曲马多缓释片）、泰勒宁（氨酚羟考酮）、路盖克（可待因+对乙酰氨基酚）、氨酚待因（可待因+对乙酰氨基酚）、双克因（酒石酸二氢可待因控释片）、泰诺因（可待因+对乙酰氨基酚）、盐酸丁丙诺啡舌下片、盐酸布桂嗪注射液（强痛定针剂）等。

第三阶梯：重度镇痛药，强阿片类药物。常用的有美施康定（硫酸吗啡控释片）、奥施康定（盐酸羟考酮控释片）、多瑞吉（芬太尼透皮贴剂）、盐酸吗啡片剂及针剂、盐酸哌替啶（杜冷丁）片剂及针剂等。

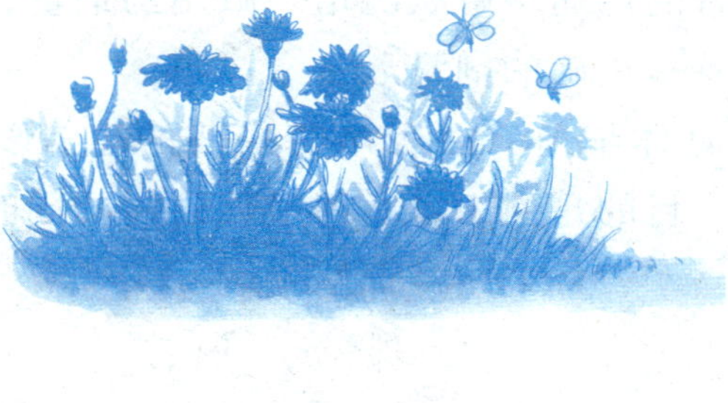

258. 三阶梯镇痛方案的基本原则是什么？

三阶梯镇痛方案的基本原则为：按阶梯用药，无创用药，按时用药，用药个体化，注意具体细节。

（1）按阶梯用药：①根据患者的疼痛程度使用相应阶梯的药物，如果患者就诊时已经是重度疼痛，就应该直接使用重度镇痛药，无需从第一阶梯开始。②在使用第一或第二阶梯药物时，其镇痛作用都有一个最高极限（天花板效应），因此，在正规使用第一、第二阶梯药物后，如果疼痛不能控制，不应再加量、换用、联用同一阶梯的镇痛药物，应选择更高阶梯的镇痛药物。③第三阶梯代表药物为吗啡，此阶梯药物没有“天花板效应”，如果常规剂量控制疼痛效果不佳，可以逐渐增加吗啡剂量，直至完全控制疼痛为止。

（2）无创用药：在可能的情况下尽量选择口服、透皮贴剂等无创方式给药，这种用药方式简单、经济、方便、易于患者接受，并且不易产生成瘾性及药物依赖性。

（3）按时用药：按规定时间间隔用药，不论患者当时是否有疼痛发作，而不是等到患者疼痛时才用药，这样可保证达到持续镇痛的效果。

（4）用药个体化：不同的患者对麻醉性镇痛药的敏感度存在个体差异，而且差异度可能很大，同一个患者在癌症的不同病程阶段疼痛程度也在发生变化，所以阿片类药物没有标准用量，要时刻根据患者的疼痛缓解状况增、减用药剂量，凡是能够使疼痛控制的剂量就是正确的剂量。

（5）注意具体细节：对服用镇痛药的患者要注意监护，密切观察其反应，目的是使患者获得最佳镇痛的同时产生最小的副作用。

259. 什么是药物的耐药性？镇痛药也能产生耐药性吗？

耐药性又称抗药性，指微生物、寄生虫或肿瘤细胞与药物多次接触后，对药物的敏感性下降甚至消失，致使药物对耐药微生物、寄生虫或肿瘤细胞的疗效降低或无效。

镇痛药反复使用后也会产生耐药性，其结果导致镇痛作用下降，作用时间缩短，有些需要逐渐增加剂量才能维持其镇痛效果。

260. 什么是药物的依赖性？镇痛药会产生依赖性吗？

药物的依赖性俗称药瘾或瘾癖，它分为精神依赖和躯体依赖两种。

精神依赖又称心理依赖，也就是大家通常所说的成瘾性，是指患者对某种药物特别渴求，服用后在心理上有特殊的满足感。镇痛药物容易产生成瘾性，阿片类药物成瘾的特征是持续地、不择手段地渴求使用阿片类药物，主动觅药，目的不是为了镇痛，而是为了达到“欣快感”，这种对药物的渴求行为会导致药物的滥用。对精神依赖的过于担心是导致医生和患者未合理使用阿片类药物的重要原因。大量国内、外临床实践表明，阿片类药物用于癌症患者镇痛成瘾者极其罕见。

躯体依赖是指重复多次地给予同一种药物，使患者中枢神经系统发生了某种生理或生化方面的变化，致使对某种药物成瘾，也就是说需要某种药物持续存在于体内，否则药瘾大发产生戒断症状。阿片类药物成瘾表现为：用药一段时间后，突然停用后出现的流涕、流泪、打哈欠、出汗、腹泻、失眠及焦虑、烦躁等一系列的戒断症状。戒断症状很容易通过逐渐减少用药剂量来避免。

耐药性和躯体依赖性是阿片类药物的正常药理学现象，癌痛患者通常使用的是阿片类药物的控释或缓释剂型，极少发生精神（心理）依赖。癌痛患者如发生药物依赖性并不妨碍医生有效地使用此类药物。

261. 长期用阿片类镇痛药会成瘾吗？

对阿片类药物成瘾的恐惧是影响患者治疗疼痛的主要障碍。世界卫生组织对癌痛患者应用镇痛药已经不再使用成瘾性这一术语，替代的术语是药物依赖性。镇痛药躯体依赖性不等于成瘾性，而精神依赖性才是人们常说的成瘾性。躯体依赖性常发生于癌痛治疗过程中，表现为长期用阿片类药物后对药物产生一定的躯体依赖性，突然中断用药会出现流涕、流泪、打哈欠、出汗、腹泻、失眠及焦虑、烦躁等戒断症状。癌痛患者因疼痛治疗的需要对阿片类药物产生耐受性（需要适时增加剂量才能达到原来的疗效）及躯体依赖性是正常的，并非意味已“成瘾”，不影响患者继续安全使用阿片类镇痛药。在医生的指导下，采用阿片类药物控释、缓释制剂，口服或透皮给药，按时用药等规范化用药方法，可以保证理想的镇痛疗效。

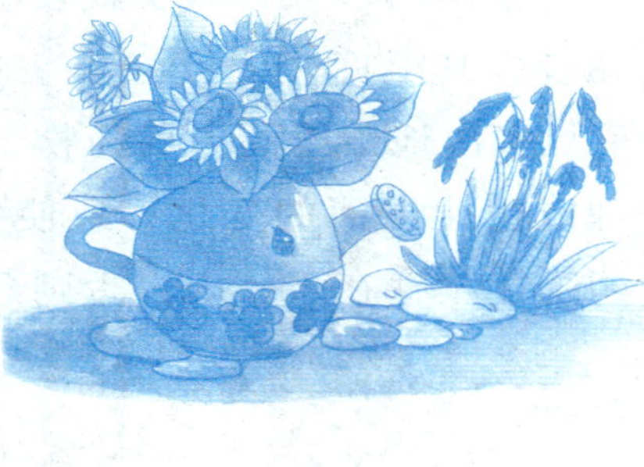

262. 癌痛患者应该什么时候开始止痛治疗?

目前主张，癌症患者一旦出现疼痛就应及早开始止痛治疗，而不必忍受疼痛的折磨。疼痛会影响患者的生活质量，使患者无法正常睡眠、工作、娱乐等，部分患者还会出现抑郁、焦虑、消沉等心理障碍。早期的癌痛在疾病未恶化时，及时、按时用药比较容易控制，所需镇痛药强度和剂量也最低，还可避免因治疗不及时而最终发展成难治性疼痛。

263. 非阿片类药吃了不管用，多吃点就行了吗?

许多患者及家属认为，非阿片类药物比阿片类药物安全，可以多吃，并因惧怕阿片类药物成瘾，想尽量避免用强阿片类药物。其实这种想法和做法都不对。非阿片类镇痛药止痛效果并不是与用量成正比，当达到一定剂量水平时，增加用药剂量并不能增加镇痛效果，而且药物的不良反应将明显增加，也就是通常所说的“天花板效应”。阿片类药物如果在医生指导下正确地个体化用药，防止药物的不良反应，长期用药对肝及肾等重要器官无毒性作用。与之相比，非阿片类镇痛药长期用药或大剂量用药发生器官毒性反应的危险性明显高于阿片类镇痛药。非甾体类抗炎药是非阿片类药中的一种，其在用药初期大多无明显不良反应，但长期用药，尤其是长期大剂量用药则可能出现消化道溃疡、血小板功能障碍及**肾毒性**等不良反应。大剂量对乙酰氨基酚可引起肝毒性。因此，如果正确使用，一般阿片类镇痛药比非阿片类药更安全。

264. 阿片类药物是治疗癌痛的首选药物吗？阿片类药物的不良反应有哪些？出现后应立即停药吗？

阿片类药物是最古老的止痛药，也是迄今为止最有效的止痛药。世界卫生组织提出："尽管癌痛的药物治疗及非药物治疗方法多种多样，但是在所有止痛治疗方法中，阿片类止痛药是癌痛治疗中必不可少的药物。对于中度及重度的癌痛患者，阿片类止痛药具有无可取代的地位"。在癌痛治疗中之所以对阿片类镇痛药的作用有如此高的评价是缘于这类药物有以下三大特点：

（1）止痛作用强：阿片类药物的止痛作用明显超过其他非阿片类止痛药。

（2）长期用药无器官毒性作用：阿片类药物本身对胃、肠、肝、肾等器官无毒性作用。

（3）无"天花板效应"：因肿瘤进展而使患者癌痛加重时，或用阿片类药止痛未达到理想效果时，可通过增加阿片类药物的剂量提高止痛治疗效果，其用药量无最高限制性剂量。

阿片类药物常见的不良反应主要为便秘（发生率90%）和恶心、呕吐（发生率30%），其他包括眩晕（发生率6%）、尿潴留（发生率5%）、皮肤瘙痒（发生率1%）、嗜睡及过度镇静（少见）、躯体和精神依赖（少见）、阿片过量和中毒（少见）、精神错乱及中枢神经不良反应（罕见）。除便秘以外，其他的不良反应一般出现在用药初期，数日后患者都会逐渐耐受或自行消失。出现便秘者可采用对症治疗，不影响患者继续用药。在医生正确指导下用药，其他少见和罕见的毒副反应可减少或避免发生。所以患者不必担心阿片类药物会发生严重不良反应而停药。

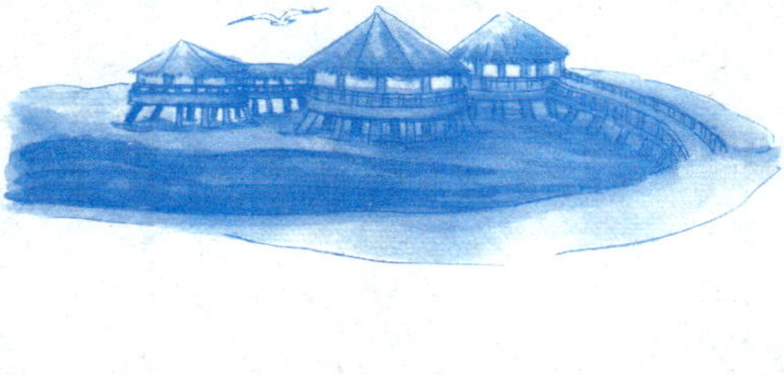

265. 害怕增加阿片类药物剂量，部分缓解疼痛就可以凑合了吗？

有些患者因害怕药物成瘾而不敢增加阿片类药物剂量，造成用药剂量不足，这样会导致镇痛不足，长期的疼痛刺激将使疼痛进一步加重，形成神经病理性疼痛等难治性疼痛，形成恶性循环。对于癌症患者，疼痛治疗的主要目的应该是根据患者具体情况合理、有计划地综合应用有效镇痛治疗手段，最大限度缓解癌痛症状，持续、有效地消除或减轻疼痛，降低药物的不良反应，最大限度地提高患者的生活质量。理想的镇痛治疗应该是使患者达到无痛休息和无痛活动，消除疼痛是患者的基本权利，所以每个癌痛患者都不应该忍受不必要的疼痛，要相信疼痛是可以控制的，要在医生的指导下最大限度的缓解自己的疼痛。

266. 癌痛患者在接受其他抗肿瘤治疗的同时可以使用镇痛药吗？

许多癌症患者在进行化疗、放疗、手术治疗或其他抗肿瘤治疗的过程中出现疼痛，这些患者通常会担心镇痛药会影响抗肿瘤治疗的效果而尽量忍受疼痛。目前的研究显示，镇痛药对其他抗肿瘤药没有不良影响，良好的镇痛可以有助于患者顺利完成其他抗肿瘤治疗。

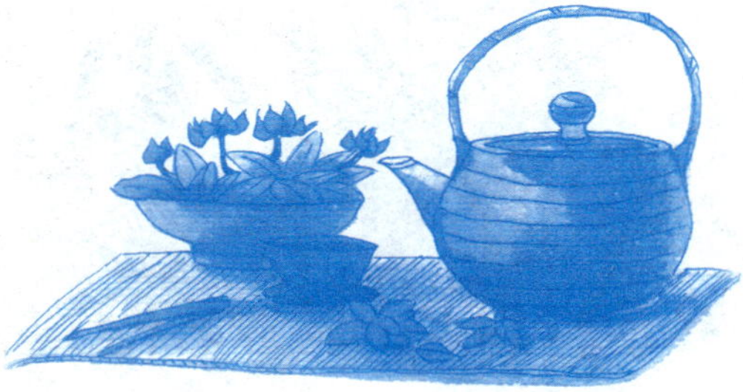

267. 一旦使用阿片类药就不能停止，需要终身用药吗？

一些服用了阿片类镇痛药的癌痛患者接受化疗、放疗、手术治疗或其他抗肿瘤治疗后，肿瘤得到了控制，疼痛明显减轻，这些患者想知道镇痛药是否可以停止服用。答案是只要疼痛得到满意控制，可以随时安全停用阿片类镇痛药。吗啡每天用药剂量在30～60mg时，突然停药一般不会发生不良反应。长期大剂量用药者，突然停药可能出现戒断综合征。所以长期大剂量用药的患者应在医生指导下逐渐减量停药。

268. 哌替啶是最安全有效的镇痛药吗？

经常有一些患者会对医生说：“我疼得很厉害，吃药没用，我要打杜冷丁。”这种观点是错误的，目前，世界卫生组织已不再推荐使用哌替啶（杜冷丁）作为癌痛患者的镇痛药物。哌替啶的镇痛作用强度仅为吗啡的1/10，在体内的代谢产物具有潜在**神经毒性**及**肾毒性**。此外，因哌替啶口服吸收利用率差，多采用肌内注射给药，肌内注射使患者注射局部产生硬结和新的疼痛感，不宜用于慢性癌痛的治疗。

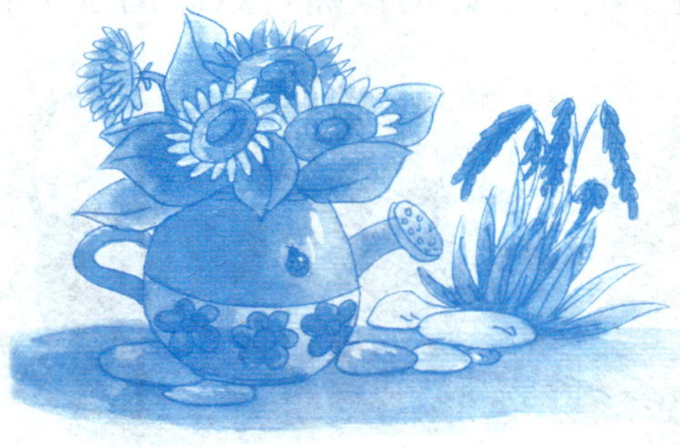

269. 长期服用阿片类药物的患者有最大剂量的限制吗？

阿片类药物是目前发现的镇痛作用最强的药物，并且没有“天花板效应”，镇痛作用随剂量的增加而增强，因此，并不存在所谓最大或最佳剂量。对个体患者而言，最佳剂量是最有效的镇痛作用和可耐受的不良反应。所以，只要止痛治疗需要，都可以使用最大耐受剂量的阿片类镇痛药，以达到理想缓解疼痛。

270. 两个长效阿片类药物能否联合使用？

首先要告诉大家两个长效阿片类药物联合使用是不规范用药，目前没有一个专业著作、刊物推荐过这样用药。其次，也没有必要这样做，在医生指导下可以通过增加单一阿片类药物的剂量来实现良好的镇痛效果。此外，联合应用长效阿片类药物是有害的，两种长效类阿片药物作用机制相似，药理作用叠加，不良反应发生的种类有可能会增加、机率会增大，用药剂量不容易掌控，容易过量，一旦过量，出现的不良反应难以处理。

271. 治疗癌痛除口服镇痛药外，还有哪些方法？

癌痛的原因多样，性质复杂，所以癌痛的综合治疗也显得很重要。目前，癌痛治疗中应用的方法很多，除口服镇痛药治疗外，还有放射治疗、化学治疗、放射性核素治疗、神经阻滞、脊髓刺激、射频消融、中医中药辅助治疗及心理治疗等方法。

（七）中医治疗的作用

272. 中医在肿瘤治疗中有哪些优势？

手术、放疗、化疗在中医看来皆是祛邪的手段，这些治疗方法在最大程度地减少肿瘤负荷、杀灭癌细胞的同时，不可避免地会损伤正气，使患者免疫功能受损、抵抗力下降。中医认为恶性肿瘤属于正虚邪实的疾病，治疗过程中强调整体观念、辨证论治，一方面要“扶正”，一方面要“祛邪”，重在扶正固本，兼以祛邪。中医药直接抗癌作用不及放化疗显著，但能够减轻放、化疗引起的恶心、呕吐、食欲减退、乏力、白细胞减少、免疫功能下降等不良反应，改善患者症状、提高生存质量。现代中药药理研究发现，许多中药正是通过调节肿瘤患者的机体免疫功能达到抑制肿瘤的目的，特别是补益类及活血类中药。在恶性肿瘤治疗中，中西医各有优势，不能互相替代。

273. 中医治疗结直肠癌也有抗癌药物吗？

中医治疗肿瘤的常用药物种类繁多，包括扶正固本、清热解毒、理气解郁、化痰散结、活血化瘀等。按照中医传统理论和中药学知识来分析，并没有所谓的专门“抗癌”中药。随着现代中药药理学研究不断深入，逐渐发现一些中药（或中药单体成分）对癌细胞有一定的杀伤和抑制作用，也就相应的出现了抗癌中药的说法。这类具有抗癌作用的药物，往往被多数人直观的理解为具有杀伤癌细胞的作用，甚至被拿来与化疗药物类比，这种观点并不准确。大家平时所说的抗癌中药，主要是狭义上的抗

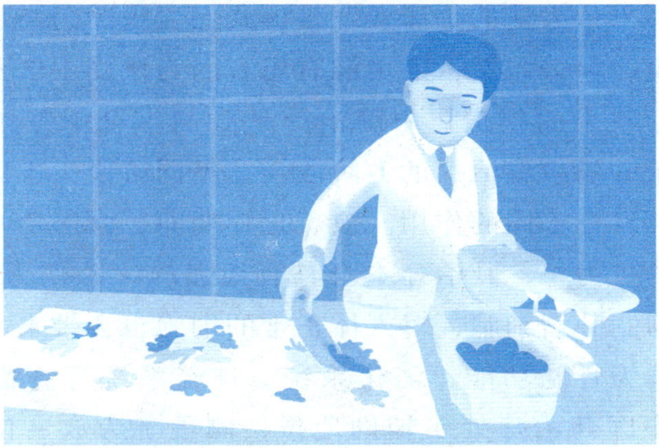

癌中药，专指以毒攻毒类药物。其实，具有抗癌作用的中药既包括以毒攻毒类药物，也包括扶正固本类药物和各种清热解毒、化痰散结、活血化瘀类药物，这些都属于广义上的抗癌中药。

中医认为，结直肠癌是在正气亏虚、脾肾不足的基础上，由于气滞、血瘀、热蕴、湿聚而成癌毒。治疗方面在积极扶正、补益脾肾的基础上，必须配合理气消导、活血化瘀、清热解毒、燥湿化痰等药物，这些药物中包括多种具有抗癌功效的药物，化痰散结的药物常用半夏、胆星、牡蛎、贝母、炮山甲、干蟾皮、蜂房等；活血化瘀常选三棱、莪术、五灵脂、乳香、水蛭、黑蚂蚁、土元、丹参、姜黄等；清热解毒常选藤梨根、菝葜、半边莲、半枝莲、白花蛇舌草、白屈菜、石上柏、土茯苓、石见穿等。上述部分药物具有一定毒性，必须在医生指导下使用。

274. 中医药配合放、化疗能同时进行吗？

许多患者和家属会有这样的疑问：中医药与放射治疗或化疗药物会不会有冲突？会不会影响放、化疗的效果？它们能同时进行吗？多年来，大量的临床实践告诉我们，中医药与放、化疗之间不会发生冲突，截至目前也没有患者因为接受中医药治疗而降低放、化疗效果的报道。中医治疗是肿瘤综合治疗中的方法之一，适用于肿瘤患者治疗的各阶段。在不同阶段，中医药扮演不同的角色、发挥不同的作用。放、化疗期间，西医治疗方法是抗肿瘤治疗的主力军，其治疗本身具有很强的“杀伤力”，不仅能够杀死、抑制肿瘤细胞，对人体正常的细胞也会带来不同程度的损伤，表现为骨髓功能、消化系统、神经系统等方面的不良反应。此时中医药治疗处于辅助地位，侧重于为放、化疗“保驾护航”。通过益气扶正、填精养血、调理脾胃等治疗方法，改善或减轻患者乏力、失眠、恶心、呕吐、食欲减退、便秘、手足麻木、**骨髓抑制**等不良反应和症状，目的在于使患者的放、化疗得以顺利的进行。该阶段抗肿瘤不是中医治疗的主要方向。有些患者认为，化疗后呕吐反应本来就很严重，用中药后会更增加呕吐反应，喝下去的中药也会吐出来，起不了什么作用。其实许多中药具有很好的止吐功效，运用合理的话在止吐同时还可以改善食欲。放、化疗结束以后，中医药从辅助地位转变为主力地位，不仅要继续扶正、调和脾胃，还需要同时加强抗肿瘤治疗的力度。

275. 结直肠癌患者何时可以开始中药治疗？

临床上经常听一些患者说：“等我化疗或放疗结束后就去喝中药。”其实，这种认识是不对的。结直肠癌、胃癌等腹部恶性肿瘤的患者在治疗过程中，中医可以早期介入。手术切除肿瘤病灶后，肠道功能基本恢复时，就可以考虑开始服用中药了。一般来说患者排气、排便正常就可以进流食或半流食，包括中药汤剂，肠道已经可以吸收中药有效成分了。此时用中药治疗可以加快患者手术后的康复进程，有助于提升患者的免疫功能，保证放、化疗按时正常进行。

276. 中医药配合结直肠癌手术治疗能发挥什么作用?

中医药在结直肠癌治疗过程中具有良好的个性化的辅助治疗作用，可贯穿于结直肠癌治疗的各个阶段，对于手术患者能够有效减少术后并发症的发生。结直肠癌术后的患者常常出现气血耗伤、脾胃气虚、胃肠气滞的情况，表现为身体虚弱、四肢乏力、不思饮食、腹部胀满、排气排便不畅等症状。部分饮食不当、术后活动过少、高龄或平时体弱的患者还可能出现胃瘫、完全或不全肠梗阻等情况，很大程度上影响了患者身体恢复和后续放、化疗的顺利进行。配合中药益气养血、扶正固本、健脾和胃、理气导滞治疗，能够增强患者体质，有效改善排气排便、饮食、睡眠状况，促进术后恢复，为后续治疗奠定良好基础。

277. 中药配合结直肠癌放、化疗能发挥什么作用?

放射治疗常易伤阴耗气，化疗药物则往往影响脾胃的运化功能，扰乱气机升降，损耗气血，导致患者出现头晕乏力、面色无华、食欲缺乏、恶心、呕吐、便秘、腹泻等症状。有的患者因为不能耐受放、化疗的副反应而中断治疗。如果在放、化疗过程中及时配合中医治疗，情况会有很大改观。中医从调理脾胃、益气养血入手，能够起到减毒增效的作用，有效改善患者生活质量。奥沙利铂、卡培他滨（希罗达）等化疗药物常易导致手足麻木、感觉迟钝、皮肤肿胀疼痛等**神经毒性**、手足综合征表现和腹痛、腹泻、恶心、呕吐等不良反应。采用中药浸浴、外洗能够明显减轻**神经毒性**和手足综合征的症状，同时改善患者睡眠和体力状况。中草药内服可以减轻恶心、呕吐、腹痛、腹泻等消化道反应，特别在改善食欲方面能够有效弥补西医治疗的不足。放、化疗过程中常出现严重的**骨髓抑制**，表现为顽固的白细胞、血小板减少，大剂量注射升白细胞药物、升血小板药物，有时也难以改善。采用中药内服益气养血、调补脾肾的同时，配合对足三里、气海、关元等强壮穴的艾灸疗法，能够促进各项指标回升，且疗效较巩固，不易反弹。

278. 中医如何治疗直肠癌放疗后导致的急性放射性肠炎？

肿瘤患者发病的内因常常是自身正气亏虚、气血失和，直肠癌患者多以脾肾亏虚为根本病机，加之射线照射，热毒灼伤肠道更加伤阴耗气。肠道局部气血循行受阻，营养物质不足以濡养经脉，热邪伤络动血，就会出现腹痛、泄泻、便血等肠炎症状。放射性肠炎是盆腹腔恶性肿瘤接受放射治疗引起的常见肠道并发症，主要表现为腹痛、腹泻、里急后重、肛门坠痛、便血等，多见于直肠癌及宫颈癌患者。多属虚实夹杂，以脾虚为本、湿热为标；病久迁延，转为慢性，则以肾气亏虚为主。放射性肠炎可采用中药口服配合药物外用的方法治疗。内治以健脾化湿、清热解毒、调和气血为主要治法，常用党参、白术、白扁豆、山药、芡实、甘草等药健脾益气；以薏苡仁、茯苓、佩兰、陈皮、半夏等药渗化湿浊；以马齿苋、败酱草、黄芩、白屈菜、白头翁、马尾连等清热解毒；用芍药、木香、当归、槐花、枳壳、川芎等药调和气血。外治可用中药煎剂熏洗，保留灌肠能够使药物直接作用于肛门或肠道病变局部，其治法与内服汤药同理，常以燥湿解毒凉血立法。常用药物有苍术、黄柏、白及、鸡血藤、忍冬藤、防风、白芷、白头翁、紫草等。

279. 冬虫夏草的主要功效有哪些？适用于哪些人群？

冬虫夏草作为一种传统的名贵滋补中药材，既不是虫，也不是草，是麦角菌科真菌冬虫夏草寄生在蝙蝠蛾科昆虫幼虫上的子座及幼虫尸体的复合体。虫草主要成分包括虫草酸、虫草素、氨基酸、生物碱、维生素、多糖及矿物质等。其体外提取物具有明确的抑制、杀伤肿瘤细胞的作用，虫草素是抗肿瘤作用的主要成分。中医认为冬虫夏草味甘、性温，归肺、肾经，功能补虚损、益精气，又能平喘、止血、化痰。冬虫夏草药用价值很高，具有阴阳双补的特点，尤其擅长补益肺、肾二脏，药性较平和，除了孕妇、感冒、有实热等情况外，普通人群多数都可服用，且全年均可服用，以冬季最佳。传统服用方法是煎煮内服，可以入丸、散，或研末食用，也可以泡酒、煲汤、煮粥服用。需要强调的是，无论哪种方法均应连渣服用，最大程度保证有效吸收。除了肾癌患者外，肺癌及许多慢性病患者，如肾功能不全、肺气肿、肺纤维化等也适合服用冬虫夏草。

280. 常用的滋补食物有哪些？

食疗所用的食物以平性居多，温热性次之，寒凉性食物最少。常用的平性食物有赤小豆、黑豆、木耳、百合、莲子、菜花、土豆、鲤鱼、山药、桃、四季豆等；温热类食物有牛肉、羊肉、鸡肉、虾肉、蛇肉、黄豆、蚕豆、葱、姜、蒜、韭菜、香菜、胡椒、红糖、羊乳等；凉性食物有猪肉、鳖肉、鸭肉、鹅肉、菠菜、白菜、芹菜、竹笋、黄瓜、苦瓜、冬瓜、茄子、西瓜、梨、柿子、绿豆、蜂蜜、小米等。

药粥是食疗的重要方法之一，简便易行，效果显著。常选用粳米或糯米为原料，二者具有健脾益气、滋补后天的作用，常与山药、龙眼肉、大枣、莲子、薏米等可食用的中药同煮成粥，不仅增加补养脾胃的功效，而且能够增添药粥的色、形、味。胃癌属气虚者，可以选用党参、黄芪、茯苓、薏米、大枣、莲子等药物加工成药膳；属阴虚者，可以选择太子参、石斛、枸杞、百合、荸荠等药物；偏于胃热者可以选用竹叶、生地、麦冬、白茅根等药物。

281. 肿瘤患者放、化疗后练习气功是否有益?

气功是具有广泛群众基础的养生保健锻炼方法，也是传统中医学的重要组成部分。无论哪一种功法都强调练习时要充分放松身体和情绪，注重呼吸、意识的调整，与身体活动保持协调，有利于调节生理功能、减轻心理压力，这一点对于肿瘤患者的治疗、康复来说是有益的。需要特别注意的是，要在各类气功中正确选择动作幅度较小、难度不大的，切忌练习体力要求较高、动作复杂的，以免加重身体负担。选择哪种气功，练习多长时间，一定要根据自己的疾病状况以及对身体起到的作用来确定。

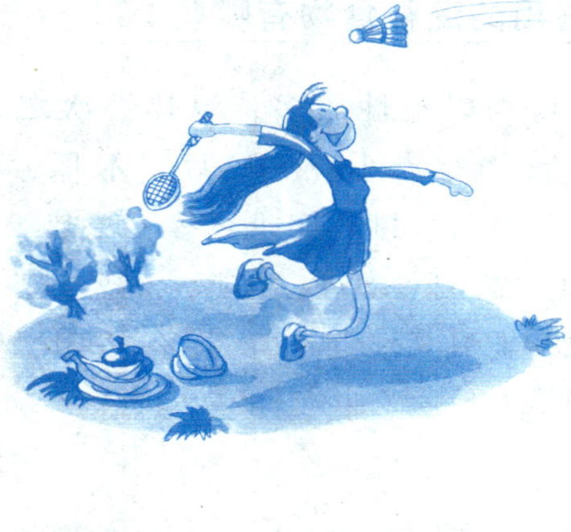

（八）关于输血

282. 为什么将 Rh D 阴性血叫“熊猫血”？

人类红细胞血型由三十多种血型系统组成，ABO 血型与 Rh 血型只是其中的两种，但 ABO 和 Rh 血型系统是目前与人类输血关系最为密切的两种血型系统。大家所熟知的 ABO 血型系统将血型分为 A 型、B 型、O 型和 AB 型，而 Rh D 血型分为 Rh D 阳性和 Rh D 阴性。在给患者输血前对供血者和受血者这两种血型都要进行检测，以免出现输血严重的反应。

那么什么叫 Rh D 阴性血？当一个人的红细胞上存在有 D 血型抗原时，则被称为 Rh D 阳性，用 Rh D（+）表示；当缺乏 D 抗原时即为 Rh D 阴性，用 Rh D（-）表示。Rh D（-）的分布因种族不同而差异很大，在白种人中的比例较高，约占 15%。而在我国汉族人群中绝大部分人为 Rh D 抗原阳性，Rh D 阴性者比例不足 1%，因为极其罕见，类似于国宝大熊猫，因此，Rh D 阴性血又被俗称“熊猫血”。Rh D 抗原对临床输血至关重要，Rh 阴性血患者如接受了 Rh D 抗原阳性的血液，则有可能引起严重的溶血性输血反应。

283. 血型检测常见结果包括哪些？

自从 Landsteiner 于 1900 年发现 ABO 血型后，至今已命名 30 种红细胞血型系统，发现了 300 多个血型抗原。目前与人类输血关系最为密切的是 ABO 和 Rh 两个血型系统。通常所说的血型检测是指 ABO 血型检测，有数据显示，我国汉族人群中四种血型所占的比例分别为A型20%~30%、B型20%~38%、O型30%~40%、AB型6%~12%。Rh系统中最为重要的为D抗原，Rh D血型分阴性和阳性两种，另外，Rh系统的C、c、E、e抗原也与输血密切相关，如果抗体阳性的患者输入有相应抗原的红细胞，则可能引发溶血性输血反应。

284. 肿瘤患者何时需要输注红细胞？

世界卫生组织（WHO）和美国国家癌症研究所（NCI）根据患者血红蛋白（Hb）水平将贫血分为四级，国内也有相应的贫血分级标准。

肿瘤患者贫血分级

贫血等级	WHO（Hb，g/L）	NCI（Hb，g/L）	国内（Hb，g/L）
0	≥110	≥正常值*	≥正常值*
1	95~109	100~正常值*	91~正常值*
2	80~94	80~99	61~90
3	65~79	65~79	31~60
4	<65	<65	<30

*：男性>120g/L，女性>110g/L

肿瘤患者贫血大多是由于长期营养消耗、慢性失血，以及放、化疗等治疗对骨髓造血功能的抑制所引起。当患者Hb>100g/L，不建议输血；当患者Hb在60~100g/L之间，由临床医生根据需要决定，不伴有濒危状况或特定治疗需要时，建议暂不输血，如患者需接受手术或放、化疗，则可适当输注红细胞并联合药物治疗；当患者 Hb<60g/L，建议输注红细胞以改善患者贫血或缓解濒危状况。

285. 肿瘤患者何时需要输注血小板？

肿瘤患者由于自身体质的变化以及化疗、放疗等影响，容易发生血小板数量减少，输注血小板是重要的支持治疗，尤其是造血功能差的患者，往往需多次输注以维持体内血小板的数量。虽然在身体有明显的出血之前预防性输注血小板已很普遍，但至今仍无权威的研究表明，预防性输注就一定比有了出血症状后再输（治疗性输注）效果好。我国《临床输血技术规范》建议手术及创伤的患者输注血小板阈值为 $50\times10^9/L$，血小板在 $(50\sim100)\times10^9/L$ 之间者，应根据是否有自发性出血或伤口渗血决定；对于内科患者，如血小板 $>50\times10^9/L$，一般不需输注，血小板 $(10\sim50)\times10^9/L$ 之间的患者根据临床出血情况决定，如血小板 $<5\times10^9/L$，则应立即输注血小板以防止出血。

英国血液学标准委员会（BCSH）发布的“血小板输注指南”中建议，腰椎穿刺、硬膜外麻醉、组织活检、剖腹手术或相似的操作，血小板应提高至 $50\times10^9/L$ 以上；对于慢性稳定型血小板减少症，血小板可持续低于 $10\times10^9/L$ 而不发生严重出血，为避免血小板输注无效以及其他并发症，这类患者不推荐长期预防性输注血小板，肿瘤患者如没有败血症、凝血异常等情况则大多属于此类。

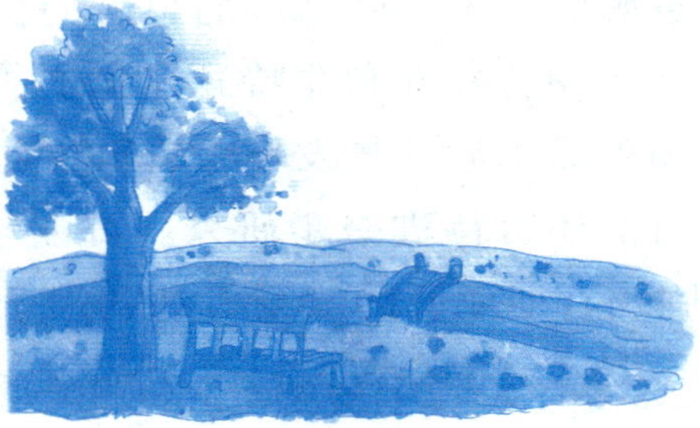

286. 肿瘤患者输血有哪些风险?

目前，我国各级医疗机构为患者提供的血液已经供血机构按国家规定采用合格试剂进行了严格的检测，但受当前科技水平的限制，仍难以避免输血所致的各种传染性疾病和不良反应，输血治疗存在一定风险，主要包括以下情况：①溶血反应；②非溶血性发热反应；③**过敏反应**；④感染病毒性肝炎、艾滋病、梅毒等；⑤感染巨细胞病毒、EB 病毒、疟疾等；⑥输血相关移植物抗宿主病；⑦输血相关急性肺损伤；⑧循环负荷过重；⑨血液输注无效等。另外，肿瘤患者输注红细胞可能对机体的免疫系统产生一定抑制，从而加速肿瘤的复发与转移。

输血相关的传染性疾病往往是老百姓最为关心的问题，也是目前舆论媒体报道最多的输血风险。解决此问题的关键在于预防，一方面供血机构需不断提高检测水平，缩短艾滋病、乙肝等的检测窗口期；另一方面临床医生应严格把握输血指征，减少不必要的输血，降低感染风险。

287. 肿瘤患者输血会促进肿瘤的复发吗?

会的，自 1982 年首先报道结直肠癌围术期接受异体血输注的患者 5 年生存率明显低于未输血患者以来，至今已有大量的研究表明输血会促进肿瘤复发，降低肿瘤患者的长期生存率。围术期输血可以抑制患者的特异性和非特异性免疫，导致肿瘤细胞发生免疫逃逸，增加肿瘤术后的复发率。输血引起免疫抑制的确切机制较为复杂，目前还有待进一步研究。可能与单核-巨噬细胞降低，T 淋巴细胞及其他亚群的改变，细胞因子的作用以及白细胞碎片和血浆产物所致的免疫功能抑制有关。因此，肿瘤患者的输血决定需要在充分的权衡利弊后作出。在技术条件成熟的医院，对于未发生转移的早期肿瘤患者，如患者身体情况允许，可首先考虑自身输血。

288. 什么是自身输血?

自身输血是相对于异体输血而言的，即患者接受的血液来自于自己的身体。自身输血有三种方式：①贮存式自身输血：指术前一定时间采集患者自身的血液进行保存，在手术期间输给患者；②急性等容性血液稀释：一般是在麻醉后、手术主要步骤开始前，抽取患者一定量自身血液在室温下保存备用，同时输入替代液（如生理盐水）使血液适度稀释，使手术中血液的有形成分丢失减少，然后根据术中失血情况将自身血液回输到患者体内；③回收式自身输血：指用血液回收装置，将患者体腔积血、手术失血及术后引流血液进行回收、抗凝、滤过、洗涤等处理，然后再回输给患者。血液回收必须采用合格的设备，回收处理的血液必须达到一定的质量标准。

289. 哪些患者适合自身输血?

并不是所有的患者都适合自身输血，自身输血有其**适应证**。①只要患者身体一般情况好，无心脑血管疾病，血红蛋白>110g/L或红细胞压积>0.33，行择期手术，本人签字同意后都可进行贮存式自身输血或者急性等容性血液稀释，但后者必须在术中密切监测血压、脉搏、血氧饱和度、红细胞压积和尿量的变化；②回收式自身输血要求较为严格，以下情况不能进行血液回收：血液流出血管外超过6小时；怀疑流出的血液被细菌、粪便、羊水或消毒液污染；怀疑流出的血液含有癌细胞；流出的血液严重溶血。

290. 输亲属的血最安全吗？

一般情况下，不提倡输注亲属血液，因为输注亲属血液发生移植物抗宿主反应的机率远高于输注非亲属血液，因此输亲属血并不是最安全的。如果在某些情况下，必须输注亲属血液时，建议亲属血液经辐照处理后输注。

（九）营养与饮食疗法

291. 营养和食物是一回事吗？

营养是机体摄取、消化、吸收、代谢和利用食物或营养素以维持生命活动的整个过程。而食物是维持人体生命和机体活动的最基本物质条件之一。营养是过程，食物是物质。人通过摄入食物满足机体营养的需求，完成生命新陈代谢和运动。

292. 如何平衡膳食？

饮食平衡是维持人体健康的最基本物质条件之一，包括：①充足的热能：用以维持正常的生理功能及活动。②足够的蛋白质：用以维持生长发育、组织修复更新及维持正常的生理功能。③适量的脂肪：以提供不饱和脂肪酸特别是必需脂肪酸，同时可促进脂溶性维生素吸收。④充足的无机盐、维生素：以满足生长发育和调节生理功能的需要。⑤适量的膳食纤维：有助于肠道蠕动和正常排泄，减少肠内有害物质的存留。⑥充足的水分：以维持体内各种生理过程的正常进行。

293. 什么是膳食？

所谓膳食是指日常食用的饭菜。根据不同疾病的病理和生理需要，可以将各类食物改变烹调方法或改变食物质地而配制膳食，其营养素含量一般不变。医学上膳食的种类包括：常规膳食、特殊治疗膳食、诊断用的试验膳食和代谢膳食。

294. 常规膳食有哪些？

常规膳食包括普食、软食、半流食、流食等。

295. 普食如何配制？

普食与常人平时所用膳食基本相同，每日三餐。主要适用于饮食不受限制，体温正常或接近正常，消化功能无障碍及恢复期患者。膳食原则应注意热量和营养素含量必须达到每日膳食供给量的标准。能量每日在9.21～10.89kJ（2200～2600kcal），蛋白质供给为优质蛋白为40%以上，普食的食物品种应多样化。食物分配比例也应合理，通常早餐为25%～30%，中餐为40%左右，晚餐为30%～35%。

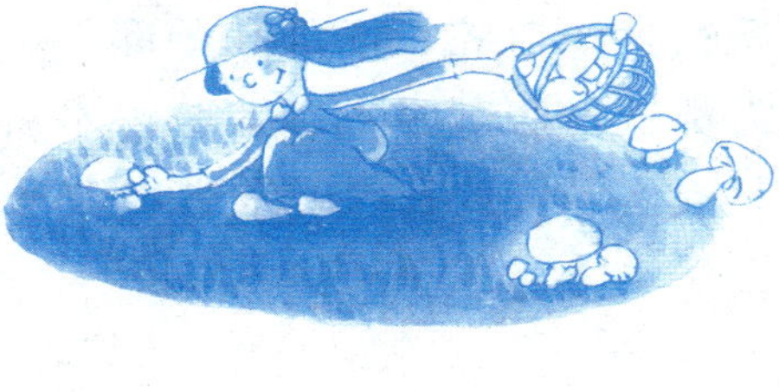

296. 软食如何配制？

质软、易嚼、比普食更易消化。每日供应3餐或5餐（3餐外加2餐点心）。主要适用于消化吸收能力稍弱的患者，低热患者，老年人及幼儿，肛门、结直肠术后患者。能量供给每日在9.21～10.05kJ（2200～2400kcal）。食物中植物纤维和动物肌纤维须切碎煮烂。因食物中可能丧失维生素和矿物质，应额外补充菜汁、果汁等。

297. 半流质饮食如何配制？

较稀软、呈半流质状态，易于嚼和消化。介于软食和流质食物之间。主要适用于发热患者、口腔、耳鼻咽喉和颈部手术后患者。全天能量供给为6.28～7.54kJ（1500～1800kcal）。应少食多餐，每餐间隔2～3小时，每天5～6餐。主食定量每日不超过300g。

298. 流质饮食如何配制？

极易消化、含渣很少、成流体状态饮食。所供给能量、蛋白质及其他营养素均较缺乏，不宜长期食用。流食又分为流质饮食、浓流质饮食、清流质饮食、冷流质饮食和不胀气流质饮食。适用于高热、病情危重、术后宜进流食患者。食管肿瘤、胃肠肿瘤手术后宜进流质饮食，口腔、面部和颈部手术后因吞咽困难宜进浓流质饮食，需鼻饲。腹部手术和盆腔手术后宜进不胀气流质饮食（忌甜流质饮食）。喉部手术后宜进冷流质饮食，防止伤口出血和对咽喉部刺激。流质饮食每日供给能量 3.35kJ（800kcal），只能短期 1~2 天食用。少量多餐，每天 6~7 餐。不含刺激性食物及调味品。

299. 什么是膳食金字塔？

膳食金字塔是中国营养学会推荐的食谱。塔底由五谷杂粮组成，塔的中部是蔬菜和水果，塔上部是肉类、家禽、水产品、蛋类、豆类和奶制品，塔尖是高脂食物。

推荐标准为：油 25~30 克、盐 6 克；奶类及奶类制品 300 克；大豆类及坚果 30~50 克；畜禽肉类 50~75 克、鱼虾类50~100 克、蛋类 25~50 克；蔬菜类 300~500 克、水果 200~400 克；谷类、薯类及杂豆 250~400 克；水 1200 毫升。

300. 哪些食物具有抗癌作用？

①谷类及杂粮：玉米、燕麦、米、小麦、黄豆。②蔬菜类：大蒜、洋葱、韭菜、芦笋、青葱、西兰花、甘蓝菜、芥菜、萝卜、番茄、马铃薯、辣椒、甜菜、胡萝卜、芹菜、荷兰芹。③水果类：柳橙、橘子、苹果、猕猴桃。④坚果：核桃、松子、开心果、芝麻。

301. 哪些食物中可能含有致癌因素？

目前了解的大约有 50%癌症患者患病与饮食和营养因素有关，这些因素包括食品本身成分、污染物、添加剂以及食品烹饪加工不当所产生的致癌因素。与这些因素有关的食品：

（1）腌制食品：如腌肉、咸鱼、咸菜等，这些食物中含有较多的二甲基亚硝酸盐，在人体内可以转化为二甲基硝酸铵，这是一种致癌物质，可以引起食管癌、大肠癌等多种恶性肿瘤。

（2）烧烤食品：比如人们很喜欢的烤羊肉串、烤牛排等。这些食物中由于烧烤时沾染了大量的碳燃烧物，而且这些食物中很多烧焦的成分都含有较多的致癌物质。

（3）熏制食物：如熏肉、熏鱼等，这些食物的制作过程类似烧烤过程，熏制使用的烟雾会将大量致癌物质附着于食物上。

（4）油炸食品：油炸食物时可产生致癌物；油炸食物时使用的油，如果多次高温使用也会产生致癌物质。

（5）霉变的食物：这些食物中含有黄曲霉菌产生的毒素，黄曲霉毒素是世界上最强的致癌物质。

（6）重复烧开的水：有些家庭把做馒头的蒸锅水又拿来煮粥，还有些家庭把头天没有喝完的暖水瓶中的水再次加热来饮用。这些做法都不科学，因为反复烧开的水也会产生致癌物质。

302. 营养支持有什么作用？

营养支持是综合治疗不可缺少的重要组成部分。根据疾病的病理生理特点，给患者制订各种营养支持方式，以达到辅助治疗和辅助诊断的目的。以增强机体抵抗力，促进组织恢复，改善代谢功能，纠正营养缺乏。营养支持包括饮食营养和肠内、肠外营养。

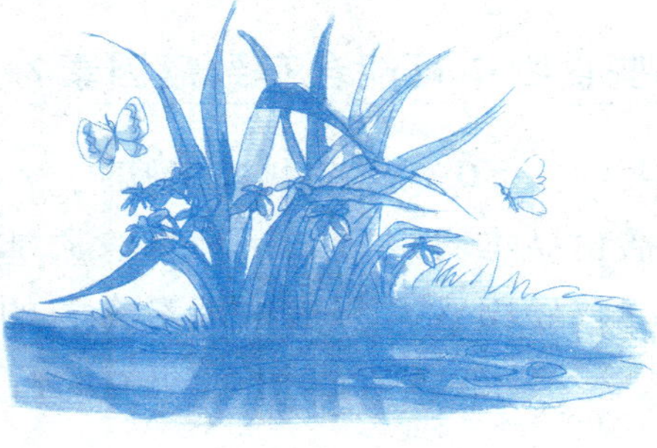

303. 肠内营养和肠外营养有什么不同，哪种方法营养好？

肠内营养系采用经口、鼻饲等方式经过胃肠消化吸收获得人体需要的营养物质。肠外营养也称静脉营养，系指经静脉将营养素输入人体内。能输入人体内的营养素有葡萄糖、氨基酸、蛋白质水解物、矿物质、微量元素、维生素和脂类等。

只要患者能进食，应尽量采用肠内营养方式给予营养。肠内营养方法完全符合机体生理消化过程。肠外营养尽管补充了营养以满足机体生理需求，但长期使用肠外营养，会造成**肠屏障功能**低下，导致感染等并发症发生。

304. 肠内营养输注方式有哪些？

肠内营养可以经过口服、鼻饲和胃、肠造瘘方式给予。

305. 肠外营养输注方式有哪些？

肠外营养是经静脉输注给予人体需要的营养物质。经外周静脉的肠外营养途径、经中心静脉的肠外营养途径、经中心静脉置管皮下埋置导管输液营养的输注可分为周围静脉置管与中心静脉置管两种途径。中心静脉置管又分为经外周穿刺置入中心静脉导管、直接经皮穿刺中心静脉置管、隧道式中心静脉置管三种方式。

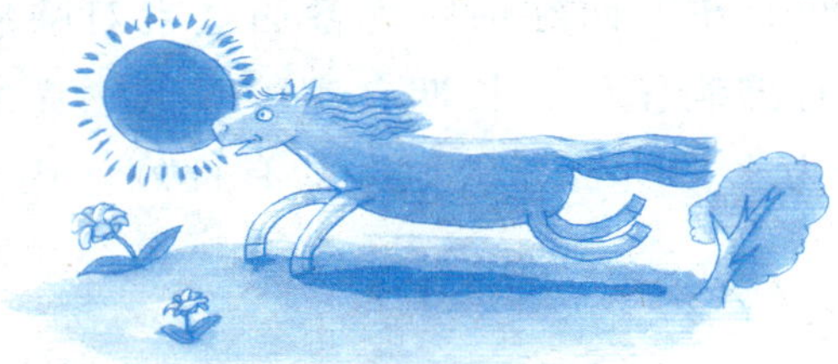

306. 什么是营养素？有什么功能？

营养素是用来满足机体的正常生长发育、新陈代谢和日常活动的需要的物质。包括蛋白质、脂类、碳水化合物、维生素、矿物质、膳食纤维和水。

营养素的功能是为了满足人体需要的能量、构成人体组织和器官，维持正常生长发育、新陈代谢和各种生命活动。

307. 什么是膳食纤维？有什么作用？

膳食纤维是指来源于植物的不被小肠中消化酶水解而直接进入大肠的多糖和极少量木质素类物质。又分为可溶性的膳食纤维（果胶、树胶和植物多糖等）和不可溶性膳食纤维（纤维素、木质素和半纤维素等）。膳食纤维来源于谷类纤维、燕麦纤维、番茄纤维、苹果纤维、魔芋葡聚糖纤维、抗性淀粉等。

可溶性膳食纤维可减缓葡萄糖在小肠吸收、降低血清胆固醇、延缓胃排空等的生理功能。

不可溶性膳食纤维可增加粪便的重量、刺激肠蠕动、减少粪便的平均通过时间的生理功能。

308. 哪种蔬菜水分中含有抗癌物质？

西红柿和西兰花。西红柿所含番茄红素对肺癌、胃癌、前列腺癌、乳腺癌有抑癌作用，长期食用可降低癌症的发病率。西兰花 90%的成分为水，所含异硫氰酸盐有抑癌作用。

309. 摄入营养素的高低与肿瘤的发生有关吗?

摄入营养素高或低都与肿瘤的发生有关，所以需要均衡的膳食。目前了解营养素的高或低与一些肿瘤的发病有关：

（1）高能量饮食可致肠癌、乳腺癌、肝癌、胆囊癌、胰腺癌、肾癌和子宫癌的发病率增高。

（2）高蛋白饮食可使淋巴瘤发病率增高；低蛋白饮食可使肝癌、食管癌发病率增高，而乳腺癌的发病率降低。

（3）高脂肪饮食可致乳腺癌、肠癌、前列腺癌发病率增高，低脂肪饮食使宫颈癌、子宫癌、食管癌和胃癌发病率增高。

（4）食用过少食物纤维可致结肠癌和直肠癌发病率增高，食用过多食物纤维可致胃癌和食管癌发病率增高。

（5）大量饮酒可致肝癌、口腔癌、喉癌、食管癌、乳腺癌、甲状腺癌、皮肤癌等癌症的发病率增高。

（6）维生素 A 缺乏可使口腔黏膜肿瘤、皮肤乳头状瘤、颌下腺癌发病率增高。

（7）维生素 B_1 和维生素 B_2 缺乏可致肝癌发病率增高。

（8）维生素 B_{12} 缺乏可致胃癌和白血病发病率增高。

（9）维生素 C 高摄入可降低胃癌、口咽部肿瘤、食管癌、肺癌、胰腺癌和宫颈癌的发病率。

（10）维生素 E 缺乏会导致肺癌、乳腺癌和宫颈癌发病率增高。

（11）碘缺乏可致甲状腺和甲状旁腺癌发病率增高。

（12）硒食入缺少可致乳腺癌、卵巢癌、结肠癌、直肠癌、前列腺癌、白血病、胃肠肿瘤和泌尿系统肿瘤发病率增高。

（13）高钙、高维生素 D 摄入可使结直肠癌发病率降低。

（14）铁缺乏可致胃肠道肿瘤发病率增高。

(15) 锌食入缺乏可使肺癌、食管癌、胃癌、肝癌、膀胱癌和白血病发病率增高。

310. 肿瘤患者需要忌口吗?

所谓忌口是指由于治疗的需要，要求患者不吃某些食物。忌口的说法与缺乏有效的治疗方法有关，肿瘤至今还缺乏完全有效治疗方法，因此在肿瘤治疗上，仍有多数患者重视忌口。应根据不同患者和病情而定，并非所有肿瘤患者都要忌口，而是应少食、清淡饮食，而不是伤食即不要过量饮食。

311. 加强放疗和化疗患者营养原则是什么?

接受放疗或化疗的患者加强营养支持是十分必要的。因为放、化疗作用于肿瘤细胞发挥细胞毒性作用的同时也损伤正常组织和细胞，故会出现毒副反应，影响患者食欲和消化道功能，而出现营养不良。因此接受放、化疗的患者应加强营养，在调整营养素平衡同时，可给予补充抗氧化营养素，以减少毒副反应。也可补充硒和β-胡萝卜素。

312. 补品有抗肿瘤作用吗?

目前了解一些补品与抗肿瘤作用有关:

(1) 冬虫夏草的主要成分是蛋白质，含有丰富的游离氨基酸、多糖、微量元素、维生素 B_{12}、冬虫夏草素等。虫草具有良好的免疫调节功能，对骨髓造血功能及血小板的生成有促进作用，这对减轻放、化疗的毒副反应是有好处的。

（2）香菇中提取的香菇多糖可提高免疫功能，促进白细胞介素-2和肿瘤坏死因子的生成，提高体内超氧化物歧化酶活性，这些作用对保肝降脂、延缓衰老有益。香菇中含有一种“β-葡萄糖苷酶”，这种物质可促进机体的抗癌作用，因此有人把香菇说成防癌食品。

（3）灵芝中含有丰富的有机锗，对预防肿瘤有一定作用，也是良好的免疫增强剂。放、化疗的肿瘤患者服用灵芝，可以增强骨髓细胞蛋白质及核酸的合成，保护骨髓功能，减少化疗药物及射线对骨髓的损害，从而提高细胞免疫功能及外周血中白细胞的数量。

（4）人参中含有人参皂苷、人参多糖及多种氨基酸、多肽等，可明显提高细胞免疫功能，调节机体免疫失衡状态。肿瘤患者服用人参有三大益处：一是人参皂苷、人参多糖、人参烯醇类及人参挥发油的抑瘤作用；二是人参三醇及人参二醇对X线照射引起的损伤及**骨髓抑制**有一定的缓解作用；三是人参对增强体质及中晚期肿瘤患者的扶正支持作用，对维护和提高其生活质量是有益的。

（5）枸杞子提取物可促进细胞免疫功能，增强淋巴细胞增殖及肿瘤坏死因子的生成，对白细胞介素-2也有双向调节作用。

（6）银耳具有提高机体免疫功能的效果，肿瘤患者外周血T淋巴细胞减少，活性降低，多吃银耳会提高免疫细胞的功能。

（7）海参提取物刺参酸性黏多糖注射入小鼠腹腔，对小鼠接种的肉瘤、黑色素瘤、乳腺癌等瘤株有抑制作用。对放射性损伤的小鼠骨髓有保护作用，促进造血功能，表现为骨髓有核细胞增多，脾重量上升。

（8）鳖甲可以提高细胞免疫功能，抑制肿瘤。

（9）大枣含有丰富的环磷酸腺苷以及有丰富维生素可促进造血，提高机体免疫力。

313. 哪些蔬菜、水果具有抗癌防癌作用？

（1）大蒜素可抑制致癌物质亚硝胺在胃内的合成，大蒜含有丰富的硒和锗，是预防肿瘤的重要成分。

（2）西红柿中含有番茄红素是一种抗氧化剂，可抑制某些可致癌物的氧化自由基，防止癌的发生。西红柿还含有谷胱甘肽，具有推迟细胞衰老、降低恶性肿瘤发病率的作用。

（3）木瓜蛋白酶有多种功能，将其注射到肿瘤组织中，有一定抑瘤作用。木瓜中所含的木瓜素可以调理脾胃，促进消化，对脾湿碍胃引起的消化不良及放、化疗引起的消化道症状有一定治疗作用。

（4）包心菜（圆白菜）含有较多的维生素 E，可以提高免疫功能，增强抗病能力。此外，其还含有多种分解亚硝胺的酶，可抑制致癌物亚硝胺的致突变作用。包心菜中含有微量元素钼，在清除致癌物的作用中，钼元素是重要因素之一。包心菜属于十字花科植物，可以诱导芳烃羟化酶的活性，从而分解致癌物多环芳烃，可以降低胃癌、大肠癌的发生。此外，其还含有多种氨基酸以及胡萝卜素、维生素 C，对提高细胞免疫功能有作用，对肿瘤患者、年老体弱者及多数慢性病患者都很有好处，是欧美餐桌上“主菜”之一。

（5）山楂中提取的黄酮类化合物具有较强抗肿瘤作用，多酚类化合物有阻断致癌物黄曲霉毒素的致癌作用，从而防止实验性肝癌的形成。山楂有一定的补益作用，还可增强 T 淋巴细胞的免疫功能，延长**荷瘤小鼠**的生存时间。

（6）大枣含有丰富维生素可提高机体免疫力。

（7）甘蓝中含有吲哚、萝卜硫素、异硫氰酸盐等。萝卜硫素抗癌效力最强，异硫氰酸盐是一种具有阻断和抑制两种作用的物质。而且它们还可诱导解毒酶，并可抑制细胞向癌变发展。吲哚及其衍生物可对癌形成有抑制作用。

（8）红薯含有丰富的β-胡萝卜素，是一种有效的抗氧化剂，有助于清除体内的自由基，具有抗癌效应。另外，红薯是高纤维素蔬菜，对防治大肠癌有显著功效。红薯还是理想的减肥食品，它含热量非常低，只是一般米饭的1/3，因含有丰富的纤维素和果胶可以阻止糖转化为脂肪的特殊功能。

（9）南瓜中含有一种可分解致癌物亚硝胺的发酵素，可以消除亚硝胺致癌作用，减少消化系统癌症发生。

（10）无花果中活性成分能抑制癌细胞的蛋白质合成，使癌细胞失去营养而死亡。具有抗癌、防癌、增强人体免疫功能的作用。

（11）酸梅可增强白细胞的吞噬能力，提高机体免疫功能，有一定的抗肿瘤作用。

（12）苹果有很强的抗氧化能力，防止自由基对细胞的损伤，具有防癌作用。

（13）茄子是癌症的“克星”。它有防止癌细胞形成作用。茄子中提取龙葵素可治疗胃癌、唇癌、子宫颈癌等。

（14）芦笋含有特别丰富的组织蛋白，可以防止癌细胞扩散和抑制癌细胞生长。

（15）芹菜含有丰富的抗氧化剂，且颜色越深，抗癌效果越强。芹菜还有降血压作用。芹菜含有大量纤维素，可预防大肠癌。

（16）菠菜含有β-胡萝卜素和叶绿素，它们多具有抗氧化作用，可预防癌症发生。

314. 肿瘤患者营养不良常见症状有哪些？如何解决？

最常见症状是厌食，还可有味觉迟钝、口干、吞咽困难、腹胀、便秘、腹泻、食管炎和肿瘤恶病质状态等。

厌食可通过心理调整和改进食物加工方法来减轻症状。

味觉迟钝者可少量多餐，多食水果、蔬菜，增加食物色泽和香味。

吞咽困难者，如症状不严重，可进软食，但不要进流食，以免造成食物吸入呼吸道。症状严重者，可采用管饲或肠外营养。

出现腹胀者，可少食多餐，餐后多活动，避免吃产气食物。

便秘是由于食入膳食纤维少、活动减少和使用麻醉药品有关。应多食纤维类水果、蔬菜。

腹泻因化疗、腹部放疗或肠道手术所致。应调整饮食，吃含纤维素多的食物，少吃刺激性食物。

恶病质是肿瘤晚期表现，应改善患者营养方式，提高生命质量。

315. 癌症预防和患癌后如何营养？

大量研究证明，饮食与癌症密切相关。健康的饮食在一定程度上可以预防疾病的发生，包括癌症。那么对于癌症预防和患癌后如何营养，建议丰富饮食，而不是迷信某一种或几种食物，那反而会出现营养素的缺乏。

饮食原则为：五谷杂粮，肉蛋奶菜，花样丰富，均衡膳食。具体参照中国营养学会推荐的膳食指南：①食物多样，谷类为主，粗细搭配；②多吃蔬菜、水果和薯类；③每天吃奶类、大豆或其制品；④常吃适量的鱼、禽、蛋和瘦肉；⑤减少烹调油，吃清淡少盐膳食。

316. 如何选择富含维生素的食物？

对于癌症预防或保健，推荐多吃新鲜蔬菜和水果。蔬菜、水果中不但含有丰富的抗氧化剂，如类胡萝卜素、维生素 C、维生素 E 等，还含有植物化学物质，包括萜类化合物、有机硫化合物、类黄酮、植物多糖等。这些植物化学物质具有抗氧化、调节免疫力、抑制肿瘤等作用。有充分证据表明蔬菜和水果能降低口腔、咽、食管、肺、胃、结直肠等癌症的发病风险。

常见维生素、微量元素、宏量元素含量丰富的食物表

维生素	食物来源
维生素 C	鲜枣、柑橘类、刺梨、木瓜、草莓、芒果、西兰花
维生素 A	动物肝脏、甘薯、胡萝卜、菠菜、芒果
维生素 B_1	猪里脊肉、绿茶、糙米、花斑豆、烤土豆
维生素 B_2	玉米、紫米、黑米、大麦、菠菜、鸡肉、鲑鱼
维生素 B_3	鸡肉、金枪鱼、牛肉、花生
维生素 B_{12}	牡蛎、螃蟹、牛肉、鲑鱼、鸡蛋
叶酸	菠菜、橘子、莴苣、生菜
维生素 D	蛋黄、动物肝脏、鱼类、强化牛乳
维生素 E	坚果类、植物油类、鹅蛋黄、木瓜
铁	猪肝、鸡肝、牡蛎、牛肉、什锦豆类
硒	坚果、猪肾、金枪鱼、牛肉、鳕鱼
锌	牡蛎、小麦胚粉、山核桃
钙	酸奶、奶酪、牛奶、沙丁鱼、豆干、黑芝麻
钾	香蕉、黑加仑、龙眼、小麦胚粉、豆类、干银耳、紫菜

317. 营养素与常见肿瘤预防的关系？

（1）食管癌：饮食中添加维生素C、维生素B_2及微量元素如硒，硒可使食管癌的发病率下降67%。

（2）胃癌：水果、蔬菜中的维生素、黄酮类和异黄酮类可抑制肿瘤生长；绿茶中的茶多酚可抑制亚硝基化合物的产生，有抗肿瘤的作用。

（3）大肠癌：高蛋白、高脂肪的人群发病率是正常人群的6倍；高纤维素摄入（尤其是十字花科蔬菜）可降低发病风险。

（4）乳腺癌：饱和脂肪酸增加乳腺癌的风险，反之单链不饱和脂肪酸可降低乳腺癌的风险；纤维素对乳腺癌有抑制作用，少食纤维素的女性乳腺癌的患病率明显增加。

（5）宫颈癌：血液中的维生素A和β-胡萝卜素循环浓度增加可使50%以上的高危型HPV-DNA量降低有关，降低宫颈癌发病。

（6）前列腺癌：番茄中含有抗氧化剂——番茄红素摄入量大的人可降低16%的患病风险。

（7）口腔癌：维生素A、维生素C、维生素E和微量元素锌和硒有防止黏膜萎缩和口腔癌发生的机率。

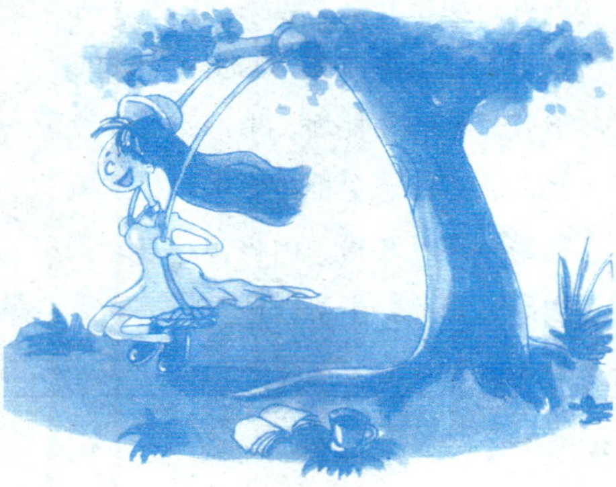

（十）正在探讨的其他治疗方法

318. 什么是抗肿瘤新药临床试验研究?

对于任何一种药物，我们都要首先了解它的安全性和有效性，这样在临床使用时才有把握。怎么才能了解药物是否安全和有效呢？就必须要通过这个药物的临床试验研究。药物的临床研究项目越多，研究结果越丰富，对我们了解这些药物就越有利。这也就是说，每种药物都是经过“考试”合格后才能够进入临床使用的，因此临床试验研究是每个在市场出售的药品必须经过的一关。

抗肿瘤药物都必须要经肿瘤患者的试用。一个全新的抗肿瘤药需要进行20项左右的临床前研究，在进入人体临床试验之前，是先要在动物体内进行各种药物代谢、毒理方面的研究，然后才能在人体上经过Ⅰ～Ⅲ期的临床试验。如果临床研究结果证明该药是安全、有效的，它才能进入市场，为其他患者使用。

319. 如何能够参加新药临床研究?

大家都知道手机、电脑等产品最先进的型号都在实验室里。抗癌新药也是如此，最新的药物都在临床试验中。因此，参加临床研究可以是肿瘤患者、尤其是晚期肿瘤患者的一种有利的选择，特别是对多种治疗手段失败后的癌症患者，参加临床研究可能是更有希望的选择。

参与临床研究最重要的是信息，这些信息可以通过在医院就诊时询问医生、留意贴在走廊上的招募广告、向专门开展新药临床研究的部门了解，也可以通过网络找到这些试验。抗癌新药的临床试验都是和治疗相结合的，试验工作者与自愿参加试验者都要根据试验方案的要求进行双向选择，才能确定。

320. 什么是Ⅰ期临床试验？

Ⅰ期临床试验是检验新药对正常健康人及患者是否有毒性或其他害处的临床试验；包括初步的临床药理学研究、人体安全性评价试验及**药代动力学**试验，为制订给药方案提供依据。人体安全性评价通过耐受性试验来完成，主要目的是初步了解试验药物对人体的安全性情况，观察人体对试验药物的耐受及不良反应。**药代动力学**试验是要了解人体对试验药物的吸收、分布、代谢、消除等情况。

321. 什么是Ⅱ期临床试验？

Ⅱ期临床试验是检验新药是否有疗效的临床试验。其目的是初步评价试验药物对目标**适应证**患者的治疗作用和安全性，也包括为Ⅲ期临床试验研究设计和给药剂量方案的确定提供依据。Ⅱ期临床试验一般会做两组人群对照的试验，即参加试验的人群分为试验药组与对照药组或安慰剂组，两组对照来确定试验药的疗效，但有的Ⅱ期试验也会只设一个试验组，单独看这个药物的疗效，然后把这个疗效与已有的资料进行对比，这样的试验设计所需例数比较少。

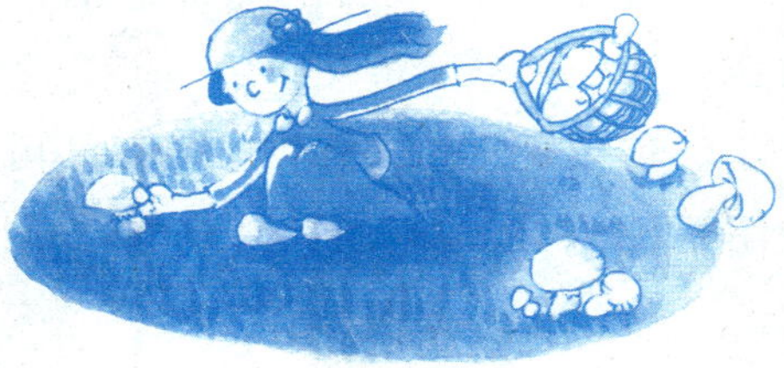

322. 什么是Ⅲ期临床试验?

Ⅲ期临床试验是检验新药的最适剂量、用法、安全性及治疗作用的确证阶段。其目的是进一步验证药物对目标**适应证**患者的治疗作用和安全性，评价患者受益与风险之关系，最终为药物注册申请的审查提供充分的依据。

323. 什么是Ⅳ期临床试验?

Ⅳ期临床试验为新药上市后由申请人进行的应用研究阶段。其目的是考察在广泛使用条件下药物的疗效和不良反应、评价在普通或者特殊人群中使用的受益与风险关系等。是在药品说明书指导下用药的临床研究，用以补充Ⅱ、Ⅲ期临床研究中未观察到的不良反应，尤其是在老年人、肝肾功能较差患者、心血管疾病患者等特殊人群用药后可能产生的不良反应，而这些人群在前面的临床研究中都是被排除的。

324. 什么是临床研究中的知情同意?

为了保护受试患者参加临床研究中的权益，使他们了解研究药物的性质及试验的过程，我国和国际上都建立了相应的《新药临床研究质量管理规范》，简称 GCP 规范。要求所有临床研究都必须通过伦理委员会审批，审批的内容包括临床研究方案、知情同意书等。知情同意书是为参加临床研究的受试者（健康志愿者及患者）提供的一份书面文件。参加临床研究之前，研究者（临床医生）会就这份告知书的内容向受试者讲解，其中包括临床研究的内容、背景、新药的作用机制、已经获得的临床研究结果、将要开展的临床研究内容、受试者可能面临的风险、可能得到的受益等，最重要的是受试者必须是自愿参加的，而且随时可以退出，受试者的隐私是得到保护的。受试者/患者可以在医生与他进行知情同意谈话时充分的提问并应得到答案，患者在自愿的情况下签署知情同意书，同时可以保留这份同意书。签署知情同意书后就意味着参与了临床研究。作为受试患者，如果愿意参与临床研究，就应当积极配合医生（研究者），包括及时向医生通报自己的感受、不适，及时到医院就诊，进行各种检查，在家中服药时要认真记录服药情况，填写患者日志，有时还要定时测量血压等。这些内容都是临床研究中需要观察的安全性资料，这些对于评价一个药物的安全性和有效性极为重要。患者在参与临床研究时，也是临床研究的重要成员了，他是整个研究组的观察对象，会得到所有研究者的关心和照顾，因此，配合临床研究工作也是受试者的义务，受试者有责任把自己的真实情况告诉医生，以便医生评价，并对他的治疗做出正确的决定。

如果患者的疾病进展了，或者医生认为他已不适合留在研究中，医生会让他终止研究，并且为他提供其他治疗方案，这时受试患者要服从研究医生的决定。还需要注意：在知情同意书中通常有两个联系方式，一个是研究医生的电话，一个是伦理委员会的电话，受试患者有关于研究或医疗方面的问题，可以打电话给研究者；如果有关于受试者权益方面的问题，可以与伦理委员会联系，将会得到相应的解答。

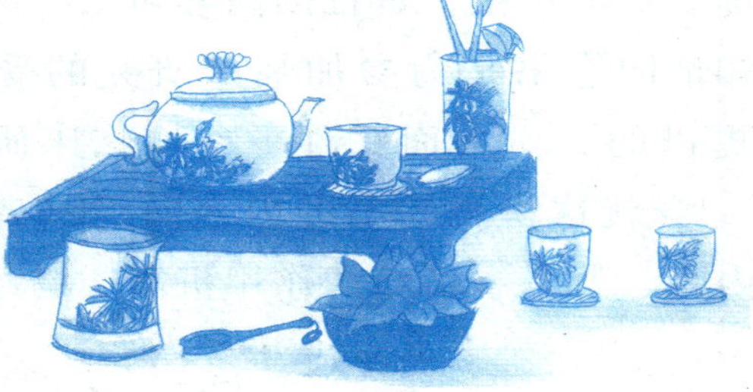

四、复查与预后篇

325. 结直肠癌患者的预后如何？

根治性手术后的结直肠癌患者，其中 30%～50%会出现肿瘤复发，复发可能是局部性的、区域性的或远处转移，或者三者均有。

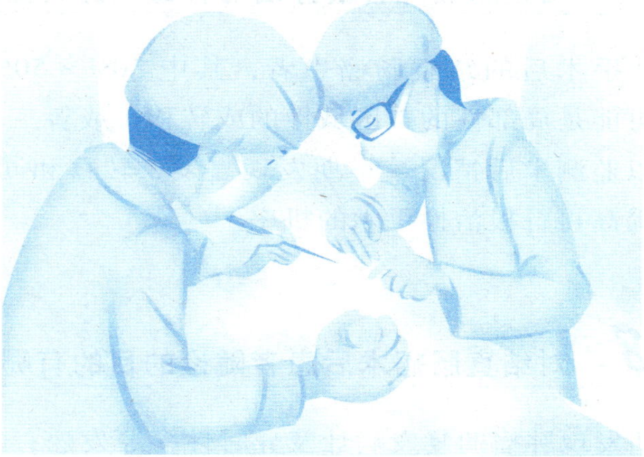

术后 2 年内是复发率最高的时期，复发者 80%～90%发生在术后 2～3 年以内，仅 5%发生在术后 5 年以上。复发和转移早期常是孤立的，如能完全切除，仍有 25%～40%可以治愈。

常见的复发部位包括原手术部位（吻合口）、其余的肠管、区域淋巴结、腹腔和盆腔。常见的转移部位包括肝和肺，而骨骼和脑少见。

326. 影响结直肠患者预后的主要因素有哪些?

在诸多影响结直肠癌**预后**的因素中，肿瘤分期最为重要。其他因素包括：性别（女性好于男性）、年龄（老年人好于年轻人）、病理组织学类型和分化（分化程度越低、恶性度越高，**预后**越差）、癌基因与抑癌基因表达等。另外，结直肠癌患者是否及时、正规接受了根治性手术、化疗、放疗等治疗也是影响**预后**的重要因素。

327. 结直肠癌患者治疗后为什么要进行定期随诊?

根治性手术后的结直肠癌患者，其中30%~50%会出现复发，复发可能是局部性的，区域性的或转移，或者三者均有。定期随诊可以监测术后情况，早期发现复发、转移和同时性肿瘤，以便争取提高再行根治性手术的机率。

328. 对结直肠癌术后患者随诊的目的有哪些?

①早期发现肿瘤的复发病灶及异时性多原发癌；②术后并发症的处理；③评价首次治疗效果；④使患者放心、消除疑虑，改善生活质量，提高生存率。

329. 对结直肠癌患者随访及复查哪些内容?

对结直肠癌目前还没有统一的**随访**方案，一般临床上常用的方案为：①术后2年内每3个月复查一次，尤其是第一次复查应在术后3个月进行，可作为以后随诊对比的资料。随诊应包括：病史、查体、血清癌胚抗原（CEA）、血常规、肝功能测定，便潜血检查，X线胸片、腹部B超（肝和腹膜后淋巴结）、腹盆腔CT、盆腔B超扫描。②首次在半年内复查结肠镜，其后每年进行一次结肠镜检查，以便发现异时性多原发结直肠癌或吻合口复发，中间可加一次钡剂灌肠造影。术后3个月或半年进行首次CT复查，其后每年一次CT检查。③术后2~5年，随诊可延长至每6个月一次，术后5年可一年一次。

330. 直肠癌术后局部复发有哪些临床表现?

直肠癌的局部复发主要表现为：排便规律、排便性状改变，如又出现血便、黏液血便或脓血便、腹泻、排便次数增多或排便困难、便条变细；骶神经丛刺激症状，如会阴部、骶尾部疼痛坠胀感，并可向臀部或下肢放射；直肠指检可及肿块；会阴部肿胀、肿块；肿瘤侵及膀胱和前列腺时出现尿频、尿急、血尿等症状。

331. 直肠癌手术后局部复发的治疗手段有哪些?

（1）各种形式的手术治疗，如吻合口复发后的腹会阴联合切除术；会阴或盆腔肿块的局部扩大切除术；同时切除盆腔受侵脏器（子宫、阴道、膀胱、前列腺等）的后盆腔切除术或全盆腔切除术；解决梗阻的结肠造口术等。也可在先做放疗和或化疗后再手术切除。

（2）盆腔放射治疗。

（3）化学治疗。

（4）其他：如盆腔介入治疗、射频治疗、粒子植入等。

332. 结直肠癌远处转移，容易转移到哪些脏器？

结直肠癌最常见的转移脏器包括：肝、肺、卵巢、腹膜、腹腔盆腔区域外淋巴结、骨等。所以，复查时要特别注意这些部位。

333. 结直肠癌远处转移的治疗原则是什么？

结直肠癌远处转移的治疗原则一样要遵循：个体化、规范化和多学科综合治疗的原则。如果原发病灶和转移病灶能被完整切除可增加治愈的机会，手术加术后全身化疗是可切除转移性结直肠癌的基本治疗模式。但能手术切除者只占少数，对大部分患者是采用全身化疗，而部分患者的转移灶在化疗后还可获得手术切除的机会。

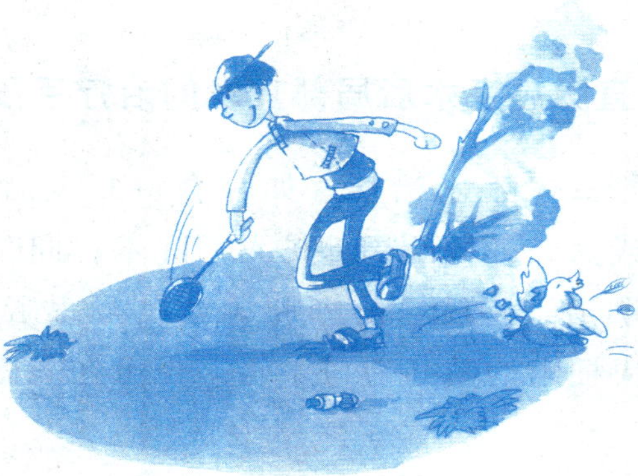

五、心理调节篇

334. 怎样正确面对得了恶性肿瘤的事实？

在我国，肿瘤发病率越来越高，已逐渐超越了心脑血管疾病的发病率，所以，得了肿瘤并不奇怪。与此同时，随着科学技术的不断发展和人们对肿瘤知识的不断普及，肿瘤的控制率得到了很大的提高。虽然肿瘤对人的身体危害极大，但只要及时进行科学合理的治疗，很多患者都可以达到长期生存或治愈的目的。美国国家癌症研究所的统计显示，目前恶性肿瘤的总体 5 年控制率已达 60%，尽管有些肿瘤的控制率仍很低，但相当多的肿瘤治疗效果都有了很大提高，这是医学发展对人类的巨大贡献。一旦确诊恶性肿瘤后，患者和家属一定要镇静，千万不要惊慌失措，全家人安静地坐下来商讨一下，共同寻找正确的解决方案。如选择就医的医院、家属如何协助、手头事情的安排、治疗时间的保障、付费方式的选择等。紧张、焦虑、绝望、胡思乱想、盲目乱投医只会耽误治疗时机，加重患者的病情。罹患恶性肿瘤后，首次就医最好选择市级肿瘤专科医院或三级甲等综合医院的肿瘤科，在短时间内获得科学、合理的治疗方案及预期疗效。

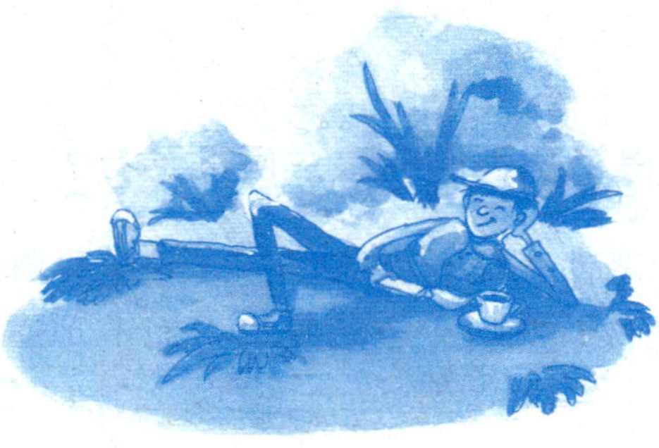

335. 是否应该告诉恶性肿瘤患者病情？知道病情后患者情绪通常会有哪些变化？

大多数患者得知病情后一般会经历否认期—绝望期—接受期等情绪变化的过程。当得知病情后首先进入否认期，表现为震惊、麻木、否认，对危机表现为一定的情感距离，而不是深陷痛苦之中。但数天之后进入绝望期，表现为明显的痛苦、焦虑、忧郁甚至愤怒。但随着时间的推移患者会逐渐进入接受期，表现出对疾病的适应性，特别是随着治疗的开始，在其他人的帮助下，很快能与医护人员很好配合治疗，焦虑、抑郁程度明显减轻。不知道自己病情的患者在忍受疾病的打击和接受治疗感到痛苦时，如果得不到周围环境正确的引导和帮助，随着病情的进展，很难走出绝望期，会表现出明显的消极应对行为，焦虑、抑郁程度不断加重，对未来充满迷惑与绝望，甚至可能采取一些悲观绝望的应对方式。

所以，尽管患者知情后会有一些负面心理活动，但在正确引导下会很快度过这段心理活动期，转而积极应对疾病。通过告诉患者癌症是可以治疗的，帮助其正确认识疾病，了解当前的医疗水平和发展趋势，积极开导患者，提供患者之间交流机会，这些都会消除患者的不确定感，从而促进适应性反应，可使其焦虑、抑郁的程度明显减轻。而对患者隐瞒病情的消极方式会使病情随着时间而逐渐加重，不利于患者的治疗。

336. 得了恶性肿瘤该去哪儿治疗？

如果确诊为恶性肿瘤，应该尽早去治疗肿瘤的专科医院或三甲医院肿瘤科就诊，听取专家的建议，而不是道听途说，轻信小广告和偏方。

不同类型、处于不同阶段的肿瘤，都有不同的规范化的治疗方法。如果早期治疗，可以达到很好的疗效，可以治愈。对于晚期的患者，也同样应该接受规范化的正规治疗，不仅可以延长生命，还可以达到提高生活质量的目的。盲目地听信广告或是小道消息是不可取的，有可能延误病情，并对之后的治疗带来障碍。比如说，有些治疗肿瘤的偏方里仅含有少量的化疗药物，服用后对肿瘤细胞作用较弱，但可以诱导细胞出现抗药性，对之后的化疗产生不利的影响；而且可能出现化疗的并发症，如**骨髓抑制**，白细胞减少等，可能延误手术、放疗和化疗的按时进行。

337. 如何保持积极、乐观的心态？

即使内心很坚强的人，在面对突如其来的疾病时，都不可避免地会出现心理的波动，无论是在确诊疾病时的怀疑与恐惧，还是在治疗和康复中的困惑与无助，这些都是正常的心理过程。但不良情绪的郁结不散，会严重影响身体的康复。因此，患者需要有意识地进行自我心理调节，来改善内心的痛苦。如适当地进行自我宣泄，患者可以向家人、朋友、医护人员诉说，相信大家都会理解，共同帮助分担。而不应该将不良情绪埋在心底，个人忍受。患者要坚定战胜疾病的信念，并且不断暗示自己与其他人一样，是个“健康人”进行自我鼓励；通过深呼吸、冥想、听舒缓音乐等方式来放松自我的心情，感受宁静与平和；在身体允许的情况下，选择自己喜欢的文体、娱乐活动，如太极、瑜伽、跳舞、读书、旅游等，适度的锻炼是缓解心情的好方法，往往会收到意想不到的效果。以“过好每一天”的态度来应对疾病，努力让自己活在当下，既不后悔昨日，也不预测明天，坚强、愉悦的过好每一天。积极、乐观、向上的心态，将是战胜病魔最有力的武器！肿瘤恶性程度很高而最后治愈的例子不计其数。

338. 患者如何能尽快回归家庭、回归社会？

在经过一段时间的治疗后，疾病或是治愈、或是进入一个稳定的状态，患者就会面临下一个问题，即如何将“患者”这个角色顺利转变回“爱人”、“父/母”、“子/女”、“同事”等角色。患者可能会闷在家里怕见人，也怕跟人聊有关疾病的话题，别人太关心会觉得是可怜，不关心又会认为别人冷漠。而这种固守自封的状态会让患者越发孤独，甚至还会增加恐惧感，这对康复是大大不利的。患者应该试着去敞开心扉，首先从与伴侣、亲人、朋友倾谈开始，对亲朋好友说出心中的希望与恐惧，这种沟通能够获得理解与支持，回归到家庭爱的怀抱中。接下来，患者应该主动走进社会，可以参加一些团体活动，如病友俱乐部、兴趣爱好俱乐部等，抗癌明星的榜样作用、与病友间的沟通与交流、丰富的文体活动等，这些社会支持都会减少孤独与恐惧感。再加上善于进行自我心理调节，患者就可以逐步回归到正常的生活中去，并且拥有积极、向上、乐观的生活态度。

339. 如何能以平常心面对复查？

有的患者出院后不愿到医院接受复查，大有“我与癌症一刀两断”的感觉，而这其实是一种逃避心理，害怕疾病的复发与转移，不愿、不想、也不敢去面对，只是一味地躲避。但是不到医院复查，一旦身体出现问题就会错过最佳的治疗时期，失去挽救生命的机会，那将追悔莫及。因此应勇于面对疾病，认识到复查也是今后身体康复必需经过的一个阶段，既然治疗已经有了好的效果，就要善始善终，将复查进行到底。

而复查前后的心理波动，又是很多患者面临的另一大难题。有的患者每当要去医院复查前都会万分紧张与焦虑，害怕真的复发了，那种恐惧与不安再次萦绕心头、挥之不去，直至复查结果显示一切正常。那么，除了进行自我心理调节外，患者还可以尝试来放松自己，什么都不想，只是尽自己最大的努力做好当前的事，这样可以在复查前后获得一些内心的平静。如果这些方法都不能缓解患者的紧张、焦虑，甚至是失眠等症状时，应当到正规的心理门诊就诊。

340. 肿瘤复发了怎么办?

恶性肿瘤是一种慢性疾病，复发的原因有很多，除了肿瘤本身的原因，患者可以控制和调整的是自己的心态和情绪。逃避、恐惧只能是暂时的，没任何帮助。在发现肿瘤复发、转移时，悲观、失望等负面的情绪，反而会对疾病的**预后**十分不利，吃不好、睡不着，精神状态不好，身体状况差，抵抗力下降，都会导致恶性循环。复发、转移不等于死亡，采取积极的态度，把有限的精力集中在积极解决现有的问题上，继续与肿瘤作斗争，往往会得到想不到的效果。

（1）建立良好的医患关系，相互信任、相互尊重可以增强医患共同抗癌的信心。信任医生可以为患者制订最佳的治疗方案，随着新药、新的治疗方法的出现，仍然有部分复发转移的患者是可以治愈的，积极配合医生的治疗，战胜癌症更需要坚持不懈的毅力。

（2）家人、朋友对患者生活、情感上的帮助、支持很重要。

生活上，可以帮患者护理、做家务等，提供无微不至的照顾。在门诊看病时，家属可以帮助排队挂号、预约检查，住院期间，负责患者的衣食住行，办理住院、出院手续，与医务人员沟通，协助患者做一些决定。比如对一些检查、治疗方案，难以做选择时，家属、朋友是最好的参谋。情感上，家属、朋友可以帮患者分忧解愁，为患者打气，给予鼓励，树立信心，与患者共渡难关。患者内心的担忧、疑虑，可以向家人、朋友诉说。

（3）如果患者心情持续不好，心理压力大，要及时向心理医生寻求帮助。很多人都认为看心理医生就是得了精神病，顾虑重重，其实，心理医生可以为患者打开心结，消除或减轻负性情绪，释放心理压力，有助于提高治疗效果。

（4）转移注意力，做力所能及的事。知道复发或是转移后，患者之前建立的信心，可能会被摧垮。这个时候，要尽快调整，重新建立目标，重新燃起斗志。切忌独自在家冥思苦想的琢磨，有些患者选择出去旅游、在家里做家务、把自己的抗癌心路记录下来等。

（5）养成良好的生活习惯：适当锻炼、合理饮食、作息规律。保持良好的身心状态，为新的治疗做准备。

341. 如何应对失眠？

由于患肿瘤后的心理负担、经济压力、疾病的症状、睡眠习惯的改变、治疗的副作用，或者住院后环境改变等因素，常导致患者失眠。失眠发生后，又常常导致体力、精力消耗，心理痛苦加剧，降低生活质量，影响患者对放、化疗的配合。目前对于失眠治疗存在着一些误解，患者、家属往往过度关注药物的副作用，夸大了睡眠药物的依赖性，从而对失眠关注不足。针对不同失眠情况，应采取不同的措施。

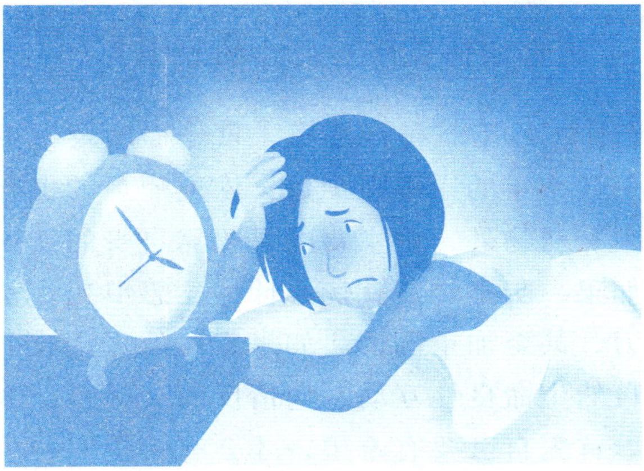

(1) 做好睡觉前的工作：睡觉前的准备应因人而异，对于疼痛的患者给予镇痛剂，恶心、呕吐患者给予止吐药，对睡前有特殊嗜好的，如喝牛奶、喝饮料，应给予满足，有条件者可以做身体按摩。

(2) 住院患者很常见的失眠情况是睡眠时间颠倒了，就是白天输液时睡觉，晚上睡不着，这种情况下首先要建立健康的睡眠习惯。

(3) **一过性失眠**（不是一贯失眠）的患者，一旦导致失眠的原因消除，症状即可缓减或消失，这种情况下，不需要用药物治疗；或者在医生的指导下服用小剂量快速排泄的安眠药一两天，可能可以了。

(4) 短期失眠的患者可通过心理治疗，解除紧张因素，改进适应能力。避免白天小睡，不饮用含咖啡因的饮料，睡前散步或饮用适量的温牛奶等对改善睡眠都有帮助。也可以在医生的指导下短期服用安眠药物。

(5) 慢性失眠的患者，应咨询相关的专家，需要经过专门的神经、精神和心理等方面的评估、调整。

342. 患者如何克服对死亡的恐惧?

其实，癌症不过是一种慢性病，只是程度较为重些罢了。带癌生存数年、数十年的人不在少数，恢复痊愈的也有。癌症的治愈，除了医生和药物外，更主要的是要靠自身的抵抗力、免疫力和自愈力。如果一听是癌症就忧心忡忡，恐惧死亡，反而会影响自身的免疫力，甚至加重病情。如果安然处之，放下心来，保持精神生命和自然生命良性互动，病情反而会减轻，恢复和治愈的可能会更大。首先自己要有希望，才会有希望。

退一万步说，人生自古谁无死?一位哲学家说得好：每个人都是“不按自己的意愿而生，又违背自己的意愿而死”。生命有始有终，有出生，就有死亡，生命的周期不可逾越，每个人都要走完自己的人生。生命的最后一程怎么走完，往往也是身不由己。不如我们顺其自然，放松下来。有一位患者，她得知自己患了癌症之后，还活跃在大学的讲坛上。她战胜了自己，坦然面对，在课堂上向她的学生告别，发表了一篇“变暗淡为辉煌”的留世之作，人人敬仰。还有一位患者，几次病危，几次住进重病监护室。朋友们干脆就在这个时候把挽联和悼词先念给他听了。活着的时候就看见自己的“盖棺定论”，也算是人生一件幸事。而且，生命达到了一种超然自逸的境界，这是生命的一种智慧。是的，生命的最后一程，既然人人不可避免，又为什么要恐惧呢?何不走得平和点儿?何不走得潇洒些?何不走得有尊严呢?

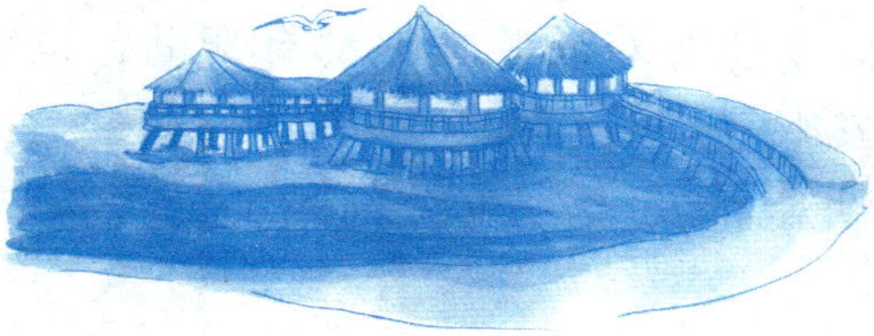

六、预防与体检篇

343. 什么人更应该接受结直肠癌筛查？

发达国家对50岁以上人群每年都进行一次肠镜检查。建议：对曾患过结直肠肿瘤的患者、患溃疡性结肠炎10年以上不愈的患者；胆囊切除以后10年以上的人、家族中有2个亲属患结直肠癌或其他癌的人；或者50岁以前患过癌症的人、未得到根治的血吸虫病患者、盆腔肿瘤手术后且进行过长时间放射治疗者都属于患结直肠癌的高危人群，每年都要进行一次肠镜检查。

344. 结直肠癌能预防吗？怎么预防？

结直肠癌可以预防。之所以这么说，是因为结直肠癌发生前，肠道常存在一个很长时间的癌前疾病——结肠腺瘤。一般讲，从腺瘤到癌，平均要5~7年。在这个阶段，医生可以通过肠镜切除腺瘤，防止结直肠癌的发生。退一步讲，即便腺瘤已开始癌变，若癌细胞仅仅侵犯到结直肠内最表浅的一层（黏膜层），医生也可以在肠镜下切除这种肿瘤，达到治愈的目的。如何才能早期检出这些癌前疾病和早期癌呢？比较有效的方法是：对健康人进行定期专项体检，也就是结直肠癌“普查”。普查的方法一般包括两个阶段，首先是用简单、无痛、价格便宜的化验进行**筛查**，如便潜血试验（眼睛看不出来的，藏在粪便中的血液）。由于许多原因都可以引起潜血阳性（如肠道炎症、痔疮、上消化道疾病，甚至某些食物、药物等)，故一旦查出粪便中有这种“潜血”，就必须做结肠镜检查，以明确诊断。国内外普查数据表明，普查发现的结直肠癌中，“可治愈癌”可以达到90%以上。谈到结肠镜检查，很多人害怕疼痛，不愿接受检查。为减轻患者的痛苦，全国各大医院都已实施无痛肠镜检查，可减轻患者的痛苦。

345. 什么是结直肠息肉?

结直肠息肉是指肠腔内黏膜表面的隆起病变，大多见于直肠和乙状结肠。一般来说结肠息肉很常见，发病率随年龄增长而逐渐增高，而且也具有一定的恶变倾向，恶变率大约为10%。结直肠息肉可以单发，也可以多发。结直肠息肉只是一个统称，从病理上可分为：

(1) 腺瘤性息肉：包括管状、绒毛状及管状绒毛状腺瘤，此种息肉发生癌变的机率较大，尤以绒毛状为著，被称为癌前期病变。

(2) 炎性息肉：包括溃疡性结肠炎、克罗恩病、血吸虫病等炎性肠道疾病所致的息肉。

(3) 错构性瘤：幼年性息肉及色素沉着息肉综合征。

(4) 增生性息肉：又称化生性息肉。

后三种息肉统称为非肿瘤性息肉，几乎不发生癌变。

346. 结直肠息肉会癌变吗?

部分结肠息肉在某些因素的长期刺激下有一定的癌变倾向，但不是所有的结直肠息肉都会癌变，不同种类的结直肠息肉，癌变机会有大有小：

（1）腺瘤性息肉：包括管状腺瘤和绒毛状腺瘤，是一种癌前病变，特别是大于2cm的腺瘤性息肉发生癌变的机率很高。

（2）错构瘤性息肉：最典型的病例是P-J综合征患者消化道内的息肉，一般认为癌变机率很小。

（3）炎性息肉：又称假息肉。常继发于结肠各种炎症性疾病，如溃疡性结肠炎、缺血性肠病和肠结核等，一般认为这类息肉不会发生癌变。

（4）增生性息肉：又称化生性息肉，比较多见，一般不会发生癌变。

347. 有什么方法检查、诊断结直肠息肉？

（1）X线钡剂灌肠虽能通过钡剂的充盈缺损敏感地发现结直肠息肉，但对病变常常不能正确分类和定性。内镜检查不仅可直视下观察结直肠黏膜的微细病变，而且可通过组织**活检**和细胞学刷片检查而确定病变的性质，因此是发现和确诊结直肠息肉的最重要手段。

（2）内镜检查发现的息肉均须作活组织检查，以了解息肉的性质、类型以及有无癌变等。小的或有蒂息肉可用**活检**钳或圈套器电切摘除后送验，大的或广基的息肉则往往只能行钳取**活检**。

（3）由于同一腺瘤中，不同部位的绒毛成分量及不典型增生程度往往不一，所以钳取**活检**处病变并不能完全代表全貌。**活检**处无癌变亦不能肯定腺瘤其他处无癌变。因此腺瘤的不典型增生程度及有无癌变往往需切除整个肿瘤，仔细地切片检查后方能确定。钳取**活检**病理结果仅可供参考，但并非最后结论。临床上这种术前钳取**活检**的结果与术后病理诊断不一的情况在绒毛状腺瘤中相当常见。如有文献报道了1140例绒毛状腺瘤中，术前钳取**活检**为良性，而术后证实癌变的可达23%~80%，临床医生对腺瘤钳取**活检**在诊断中的这种局限性必须有所了解。

目前治疗内镜已取得了较大进展，即使一些较大的息肉亦能在内镜下予以切除，因此给息肉病理**活检**提供了方便。对于摘除的息肉常要求包括蒂部的取材，以全面观察息肉的组织学形态。对于结直肠腺瘤，目前主张进行全瘤病理检查，以明确不典型增生程度，避免遗漏恶变。对于复合性息肉，由于它们不少是和腺瘤共存的，因此应进行多瘤病理检查，特别是对多部位和老年患者。即使不能做到每一个息肉都进行病理检查，也应对各个部位有代表性的息肉取材**活检**，以发现复合性息肉，特别是具有恶变潜能的腺瘤。

348. 治疗结直肠息肉常用的方法有哪些？

结直肠息肉的治疗是发现息肉后即行摘除。在内镜技术发展以前，结直肠息肉的治疗主要是开腹手术或经肛门切除，创伤较大，也给患者带来较大的痛苦。目前，随着结肠镜技术的不断发展，内镜下摘除结肠息肉可以说已经成为治疗结直肠息肉的“金标准”。根据息肉的形态、大小、数量及蒂的有无等，分别采用不同的方法进行治疗。

（1）高频电凝圈套切除法：主要适用于有蒂较大的息肉。

（2）**活检**钳除法：主要用于单发小息肉，既简便易行又安全可靠，还可以送活组织进行病理检查。

（3）黏膜切除法：主要用于无蒂的扁平息肉或早期癌。

（4）分块、分期摘除法：如果息肉较大，无法一次性切除，可以采用分块电切的方法将息肉逐步切除；如果息肉数量较多，若无法一次全部切除，则需要定期进行分次电切治疗。

对内镜下无法切除的，则需施行外科手术治疗。

349. 家里有人患癌，家属会得癌吗？

患者家属在照顾患者的同时，往往也会想自己是否也会得癌呢？通过亲属的患病，常常提醒了家属和亲朋好友对健康和患癌风险的关注。

从时间上讲，癌症的发生是一个长期的过程：从原因上讲，癌症的发生是遗传因素与环境因素长期相互作用的结果，也就是先天因素和后天因素共同作用的结果。对于一般常见的癌症，如果直系亲属患癌，其后辈因为与患者有一定的共同遗传背景，患癌的机率略有增加。但在癌症发病的过程中，后天因素起着更大的作用。因此，在亲属患癌后，家属一方面应该进行全面的防癌体检，另一方面要了解预防癌症的知识。

癌症预防通用的原则有：戒烟限酒、均衡饮食、保持合适的体重、心情愉快。

350. 结直肠息肉可以预防吗？

首先，应该养成良好的饮食习惯，多吃新鲜蔬菜和水果，增加膳食纤维的含量，减少有毒有害物质与肠壁接触的机会和时间，尽量少吃油炸、烟熏和腌制的食品。其次，养成良好的生活方式，增加体育锻炼，从而提高机体免疫力。最后，对于有结直肠息肉家族史及息肉史的人群应定期检查，以期早期发现息肉并及时处理。

351. 什么是结直肠癌的筛查？

筛查是用快速实验、检测的方法对未被发现的疾病或缺陷作出可能与该疾病有关的推断。**筛查**的目的有三个方面：①早发现、早诊断、早治疗；②研究疾病的自然史；③发现处于高危状态的地区或人群。

肿瘤**筛查**是通过特定的**筛查**方式对社区的“健康”人群进行定期和不定期的检查，发现可疑者或肿瘤患者，通过早期发现、早期诊断和早期治疗，使患者获得较好的**预后**和生存，是肿瘤二级预防的重要手段之一。具体在结直肠癌的**筛查**中，其目的则为在可以治疗或治愈的阶段发现结直肠癌，提高结直肠癌的早诊早治率。

352. 目前我国早期筛查常用什么方法？

在美国或欧洲，结肠镜是结肠癌**筛查**的主要手段，对于没有结肠癌家族史的一般人群，50 岁以上即开始接受结肠镜**筛查**。有家族史的人群则从 40 岁开始接受结肠镜**筛查**。正是由于结肠镜**筛查**的开展以及结肠息肉的早期摘除，美国结肠癌发病率已呈下降趋势。这在我国目前还做不到，早期**筛查**更普遍采用便潜血检查（FOBT）的方法。

在结肠癌的诊断过程中，对于便血患者，无论是大量便血，还是便潜血阳性，其结肠癌发生率均较高，这些患者诊断为其他疾病的机率则较小。我国实行的**筛查**模式：主要采用便潜血检查（FOBT）、直肠指检、乙状结肠镜检查和全结肠结肠镜检查。

353. 哪些人应被列为结直肠癌发病的高危人群?

(1) 一级亲属患结直肠癌史。

(2) 本人有癌症史或肠息肉史。

(3) 同时具有以下两项及两项以上者：慢性便秘、慢性腹泻、黏液血便、不良生活事件史（如离婚、近亲属死亡等）、慢性阑尾炎或阑尾切除史、慢性胆囊炎或胆结石史。

符合以上三个条件之一的人群，被列为结直肠癌发病的高危人群，是**筛查**工作的重中之重。

354. 便潜血试验在结直肠癌筛检和早期诊断中的临床意义是什么?

便潜血是最为常见的结直肠癌早期指标之一，但仅有50%的结直肠癌和30%腺瘤潜血试验阳性，便潜血试验免疫法特异性高，是一种比较简单、经济、无创、行之有效的检查方法，对结直肠癌的**筛查**和早期诊断有不可替代的作用。为提高便潜血检查（FOBT）的准确性和阳性检出率，应在粪便各处多点采样后统一由化验人员进行免疫法FOBT检测，共检测2次，每次间隔1周。

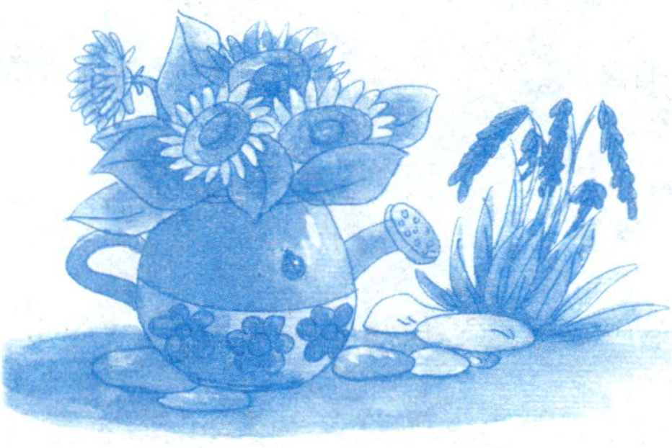

七、认识结直肠癌篇

355. 结直肠位于身体的哪个部位?

（1）结肠：是介于回肠和直肠之间的一段大肠，按其行程和部位分为升结肠、横结肠、降结肠和乙状结肠四部分，总长130～150cm。升结肠起始于回盲部，上行至肝右叶下方移行为横结肠，移行所形成的弯曲称为结肠肝曲，横结肠由结肠肝曲开始，至脾前端下极处延续为降结肠，弯曲处称为结肠脾曲。降结肠始于结肠脾曲，向下延续为乙状结肠。乙状结肠向下延续于直肠，呈乙状弯曲降入盆腔。

（2）直肠：位于盆腔后部，向上接乙状结肠，向下穿盆膈延续为肛管。如图所示。

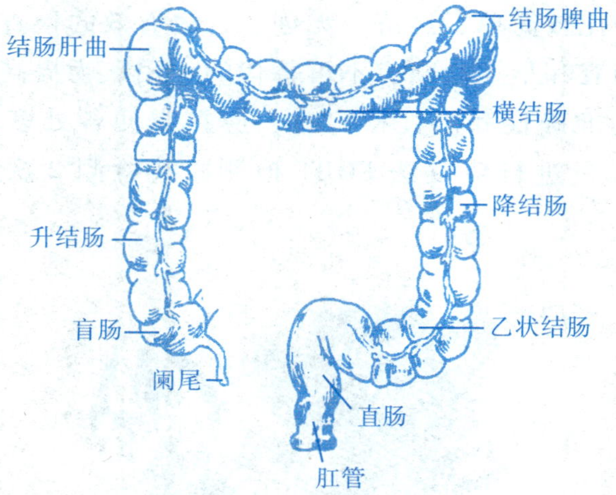

结直肠解剖示意图

356. 世界范围内及我国结直肠癌的发病率是什么样的？

结直肠癌是最常见的恶性肿瘤之一。根据IARC（国际癌症研究机构）公布的资料，2002年全球结直肠癌新病例占全部癌症的9.4%，发病率排位男性占第四位，女性占第三位，死亡病例相当发病数的一半。根据2005年对全国1/10人口进行调查发现，结直肠癌发病率以每年3.9%的速度递增。上海、北京等大城市的发病率增速已经远超西方国家。我国结直肠癌的发病年龄多在40~60岁，高峰在50岁左右，但30岁以下的结直肠癌患者并不少见。结直肠癌的中位发病年龄在中国比欧美提前约10年，且青年患者比欧美多见。

357. 什么是肿瘤？

人体组织是由多种细胞组成的，正常情况下是处在有规律的新陈代谢状态，这种有规律的生命活动维持着机体的健康。当机体在多种体内、体外致瘤因素的协同作用下，导致正常细胞从基因水平发生异常改变，不再遵循正常的规律而无限制地过度生长，医学称之为肿瘤。肿瘤分为良性、交界性和恶性。良性肿瘤多数是静止状态或缓慢增长，不造成对周围正常组织和器官的侵害，被切除后一般不复发，与恶性肿瘤的最大区别是很少危及生命。恶性肿瘤则具有生长迅速、侵袭性、转移性等生物学特性，治疗过程中仍然难以避免复发和广泛转移，危害健康，最终危及生命。交界性肿瘤的各种特性介于良性和恶性肿瘤之间。

358. 肿瘤是怎样命名的?

肿瘤根据其细胞起源及性质进行命名。人体组织细胞起源繁多，其中主要的大类：如上皮细胞，存在于身体体表的皮肤、体内脏器的腔面，如消化道黏膜以及各种消化和代谢器官，如肝、胰腺、涎腺等；常见的皮肤癌、胃癌、肠癌、肝癌、胰腺癌等都属于上皮细胞起源的恶性肿瘤。其次是间叶细胞，如肌肉、脂肪、纤维、血管等软组织；常见的纤维组织细胞瘤、平滑肌瘤、间质瘤等统称为间叶来源的肿瘤。此外，还有骨、神经、淋巴、造血器官等，当发生肿瘤时都分别依据其细胞来源和性质进行分类和命名。良性肿瘤一般称之为“瘤”，恶性肿瘤根据其细胞起源不同有不同的命名，上皮来源的称为“癌”，间叶来源的称为“肉瘤”，神经来源的称之为“母细胞瘤”等。也有一些肿瘤的使用专有名词命名，如霍奇金淋巴瘤、血管免疫母细胞性T细胞淋巴瘤，它们都是恶性淋巴瘤大分类中的不同类型。随着人们对肿瘤认知的不断深入，肿瘤定义和命名的概念还将继续更新，某些肿瘤因其组织学形态或生物学行为等特征难以准确表述而被定义为“恶性潜能未定”，其含义和意义在于提示它是一类具有不确定行为和**预后**的肿瘤，需要引起医患双方的共同重视，治疗后仍应定期**随访**。

359. 什么是癌症?

癌症一词泛指所有的恶性肿瘤，是一组拥有共同重要特性的不同类型的恶性疾病。癌症的英文单词为“Cancer”，其中文含义之一就是巨蟹座。癌细胞的浸润性生长方式的确类似蟹爪，可以在体内肆意横行，破坏机体的正常组织和器官。

恶性肿瘤中绝大部分发生在上皮组织，病理学称其为癌，而少部分来源于间质组织，如脂肪、肌肉、纤维组织等，病理学称其为肉瘤，还有些恶性肿瘤来源于造血细胞、淋巴细胞等，病理学称其为白血病、淋巴瘤等。

360. 什么叫转移？

恶性肿瘤细胞能够从肿瘤上脱落下来进入血液循环和淋巴系统，再播散至身体其他部位形成新的肿瘤，这个过程被称为转移。

361. 什么叫分化？

原始组织、幼稚细胞逐渐发育成为成熟组织和细胞的过程称之为分化。人体正常的细胞是成熟和高度分化的形态和功能状态，而肿瘤细胞往往是幼稚的形态和功能状态。

362. 肿瘤细胞的分化程度与恶性程度有什么关系？

病理学应用肿瘤分化的概念一般是用以表述肿瘤细胞趋向成熟的程度。肿瘤细胞与正常细胞的形态越相近似，越提示肿瘤的分化比较成熟，通常表述为“高分化”，或称“分化好”。临床上大多数形态学分化好的肿瘤，恶性程度低；大多数形态分化差的肿瘤，恶性程度高；但并不是所有形态学分化好的恶性肿瘤预后都好，也不是所有分化差的肿瘤治疗效果就差。

363. 什么是病理分级？有什么临床意义？

病理学应用肿瘤的分级表述肿瘤的分化程度，采用三级表述方式：目前多数应用高分化、中分化、低分化表述，也有些肿瘤应用1级、2级、3级表述。高分级是低分化的同义词，低分级是高分化的同义词。临床上多数肿瘤符合如下的规律：分级越高，分化越差，恶性度越高，**预后**越差。

364. 什么叫增生？

细胞数目增加，称为增生。它可以是正常的生理现象，也可以是炎症刺激引起的病变，或者是肿瘤的表现之一。应根据不同的情况进行不同的处理方式。

365. 什么叫不典型增生？

细胞数目增加伴有细胞形态的异常。所谓的细胞形态异常是指病变内细胞的形态与正常细胞有一定差异。不典型增生分成三级，包括轻度、中度和重度。轻度常见于炎症刺激引起，而中度和重度不典型增生常见于肿瘤发生的前期情况，需密切随诊，必要时需临床干预。

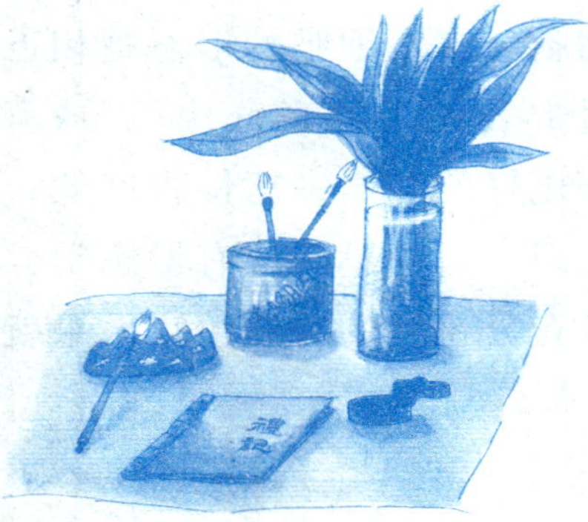

366. 检查发现肠道里有一个肿块，是不是得了结直肠癌呢？

不一定的，肠道的肿块可能是炎性病变，也可能是肿瘤，可能是良性肿瘤，也可能是恶性肿瘤。临床医生会根据影像学结果、临床表现、肉眼所见做出初步的倾向性的诊断，但需要取出一部分肿块组织进行病理检查后才能明确诊断。

367. 肠道里的肿块已经做手术切除了，为什么还要做病理检查呢？

手术前取出一部分肿块组织做病理检查称为**活检**，目的是明确肿块的性质，是良性、恶性或者是炎性，以便决定做什么样的手术。手术要切除有病变的肠管和周围的组织，还需要很多的信息，比如肿块的大小、类型，累及到了肠壁的哪层结构，和周围的组织有什么关系，淋巴结有没有转移，还有肿块切除是不是彻底等，这些都需要手术后做病理检查才能知道。而这些内容决定了肿瘤病变的严重程度，并且是临床医生制订术后进一步治疗方案以及判断患者**预后**的主要依据。

368. 结直肠癌对肠壁的结构有什么影响？和结直肠癌的严重程度有关系吗？

肠壁的结构从内向外分为四层：黏膜层、黏膜下层、肌层、浆膜或肠周脂肪。结直肠癌首先发生于最内层黏膜层，并向外层浸润性生长，破坏肠壁的结构。癌组织侵犯到了肠壁哪一层非常重要，这是肿瘤 TNM 分期中的 T 分期，肿瘤侵至黏膜下层为 T_1 期，侵至肌层为 T_2 期，侵至浆膜下或肠周脂肪为 T_3 期，侵透浆膜或累及周围其他器官为 T_4 期。

369. 什么叫脉管瘤栓？

正常组织中会有淋巴管或血管结构，统称为脉管。如果癌组织位于淋巴管或血管内，就称为脉管瘤栓。瘤栓通常较小，一般在显微镜下才可见到，有脉管瘤栓表明癌组织具有血行转移或淋巴结转移的可能，可能存在潜在的转移灶。

370. 哪些病变是结直肠癌的癌前病变？

黏膜上皮的异型增生是结直肠癌的癌前病变。结直肠本身如果有病变，如家族性腺瘤性息肉病、溃疡性结肠炎、克罗恩病等，黏膜上皮发生异型增生的机率就会大大增加，发生结直肠癌的机率也会明显增加。

371. 什么叫早期结直肠癌？

早期结直肠癌一般指癌组织局限于黏膜层或黏膜下层，并且没有淋巴结转移。

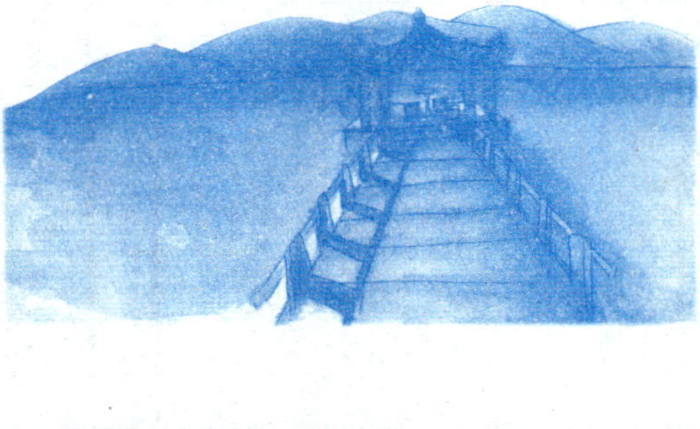

372. 术后做了病理检查就能知道肿瘤是不是已经扩散了吗？

肿瘤的扩散包括局部侵袭或区域的淋巴结转移和其他器官的远处转移。局部的转移病灶如局部淋巴结在切除肿瘤病灶时会同时切除，可以检查到，病理检查还能提供潜在转移的依据，比如存在脉管瘤栓。远处的转移灶主要靠影像学检查发现，如果可疑的远处转移病灶被切除，就可以通过病理检查来证实。

373. 结直肠癌的分化程度是怎么确定的？

一般来说，肿瘤组织分化程度越低，恶性度越高。结直肠癌是肠黏膜上皮来源的肿瘤，其分化程度的判断根据是肿瘤形成腺样结构的癌组织所占的百分率，腺管成分大于95%为高分化，50%~95%为中分化，5%~50%为低分化，小于5%为未分化。

374. 什么叫切缘？结直肠癌手术会有哪些切缘？

切缘是手术时要切除的组织与体内组织离断时形成的，结直肠癌的手术切缘包括切除肠管两端的切缘，肠系膜切缘，有些肠管，如升结肠、降结肠和直肠还有环周切缘。切缘是否有肿瘤浸润是临床医生判断肿瘤是否完全切除干净和决定术后采用辅助治疗的评价依据之一。

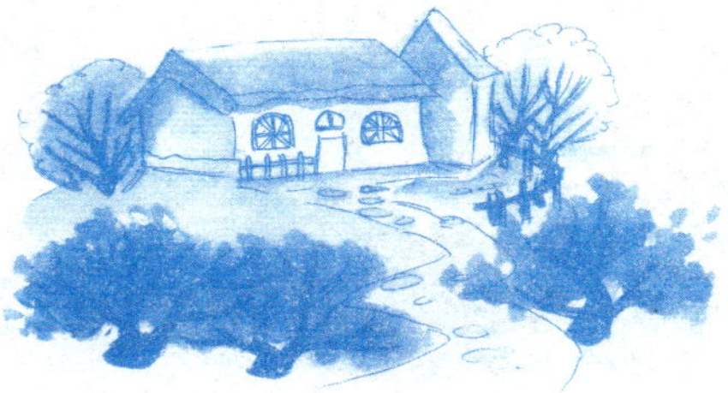

375. 直肠癌的组织病理学种类有哪些？

结直肠癌泛指发生于回盲部、升结肠、横结肠、降结肠、乙状结肠及直肠的恶性肿瘤。上皮来源的肿瘤称为癌，其中最常见的为腺癌，其次是黏液腺癌及印戒细胞癌，其余种类包括小细胞癌、鳞癌、腺鳞癌、髓样癌、未分化癌、类癌、混合性癌及其他。非上皮来源的主要包括脂肪瘤、平滑肌瘤、胃肠道间质瘤、平滑肌肉瘤、血管肉瘤、恶性黑色素瘤及恶性淋巴瘤等。

376. 直肠癌术前病理诊断有什么意义？

结直肠癌术前肠镜检查，钳取小部分肿瘤组织进行**活检**，主要目的是确定肿瘤性质及组织学分类。**活检**组织诊断为癌者，根据肿瘤的部位以及影像学资料有助于选择合适的手术方案以及是否应用术前放、化疗，以期使患者获益最大。

377. 什么是 TNM 分期？

TNM 分期是目前国际上最为通用的恶性肿瘤分期系统。由美国癌症联合委员会（AJCC）和国际抗癌联盟（UICC）联合修订，广为临床医生接受，业已成为标准的恶性肿瘤分期方法。一般来讲，Ⅰ期肿瘤通常是肿瘤早期，**预后**较好。而分期越高，则意味着病情越严重，肿瘤越晚。

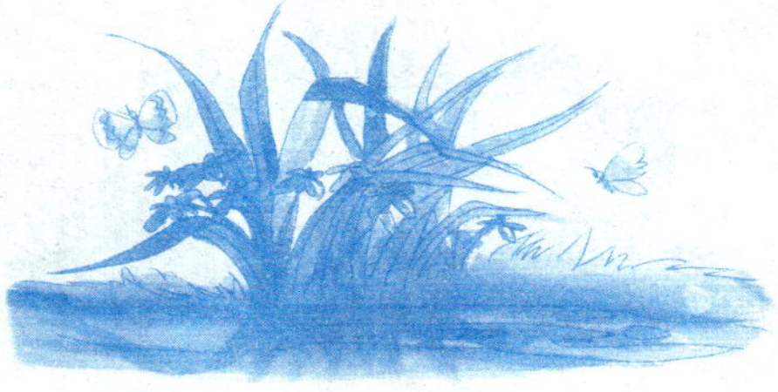

378. TNM分期中的英文缩写是什么涵义?

TNM 分期中，T 是肿瘤一词的英文首字母，代表肿瘤原发灶的情况。随肿瘤体积和邻近组织受累范围的增加，依次用 T_1 ~ T_4来表示。N 是淋巴结的首字母，代表区域淋巴结的受累情况。淋巴结无转移时，用 N_0表示。随着淋巴结转移数目的增加，依次用N_1 ~ N_3表示。M 是转移的首字母，代表肿瘤出现远处转移，通常指血行转移。没有远处转移者用 M_0表示，有远处转移者用 M_1表示。在此基础上，根据 T、N、M 三者的组合划分出特定分期。

379. 什么是临床分期?

根据首次治疗前的检查资料进行的肿瘤评价称为临床分期。这些检查资料包括体格检查、影像学检查、内镜检查、组织**活检**和手术探查等。临床分期在进行任何正式治疗前就应确定下来，并且不根据随后所获得临床检查结果再进行改动。在肿瘤治疗中，临床分期对选择和评价初次治疗方案十分重要。

380. 什么是病理分期?

病理分期是通过手术切下来的肿瘤标本进行病理组织学检查，证实肿瘤的侵袭范围，并结合术前影像学检查作出的分期。病理分期是对临床分期的进一步确认，如果临床分期与病理分期有差异，则以病理分期为准。病理分期确定了肿瘤的侵袭范围，是制订术后治疗方案的基础。如果病理检查发现肿瘤侵及淋巴结、邻近器官等，提示手术后容易出现局部复发或远处转移，因此，医生们一般会考虑手术后加用化疗、放疗等。当然，也可以根据病理分期的结果，大致推断治愈率的高低，医生同时根据病理分期建议患者治疗后需要采取的**随访**方案等，病理分期的标准与临床分期标准是一样的。

381. 结直肠癌的分期是什么样的？

癌症分期手册（AJCC）第7版的结直肠癌TNM分期

分期	标准
原发肿瘤（T）	
Tx	原发肿瘤无法评估
T_0	无原发肿瘤的证据
Tis	原位癌：局限于上皮内或侵犯黏膜固有层
T_1	肿瘤侵犯黏膜下层
T_2	肿瘤侵犯固有肌层
T_3	肿瘤穿透固有肌层到达浆膜下层，或侵犯无腹膜覆盖的结直肠旁组织
T_{4a}	肿瘤穿透脏层腹膜
T_{4b}	肿瘤直接侵犯或粘连于其他器官或结构
区域淋巴结（N）	
Nx	区域淋巴结无法评估
N_0	无区域淋巴结转移
N_1	1～3枚区域淋巴结转移
N_{1a}	1枚区域淋巴结转移

续 表

分 期	标 准
N_{1b}	2~3 枚区域淋巴结转移
N_{1c}	浆膜下、肠系膜、无腹膜覆盖结肠/直肠周围组织内有肿瘤种植，无区域淋巴结转移
N_2	4 枚或以上区域淋巴结转移
N_{2a}	4~6 枚区域淋巴结转移
N_{2b}	7 枚或以上区域淋巴结转移
远处转移（M）	
M_0	无远处转移
M_1	有远处转移
M_{1a}	远处转移局限于单个器官或部位（如肝、肺、卵巢、非区域淋巴结）
M_{1b}	远处转移分布于一个以上的器官/部位或腹膜转移

癌症分期手册（AJCC）第 7 版的结直肠癌分期

期别	T	N	M
0	Tis	N_0	M_0
Ⅰ	T_1	N_0	M_0
	T_2	N_0	M_0
ⅡA	T_3	N_0	M_0
ⅡB	T_{4a}	N_0	M_0
ⅡC	T_{4b}	N_0	M_0
ⅢA	T_1~T_2	N_1/N_{1c}	M_0

续　表

期别	T	N	M
ⅢB	T_1	N_{2a}	M_0
	$T_3 \sim T_{4a}$	N_1/N_{1c}	M_0
	$T_2 \sim T_3$	N_{2a}	M_0
	$T_1 \sim T_2$	N_{2b}	M_0
ⅢC	T_{4a}	N_{2a}	M_0
	$T_3 \sim T_{4a}$	N_{2b}	M_0
	T_{4b}	$N_1 \sim N_2$	M_0
ⅣA	任何 T	任何 N	M_{1a}
ⅣB	任何 T	任何 N	M_{1b}

382. 什么是家族性结肠腺瘤性息肉病？

是因 APC 基因突变所致的一种常染色体遗传病，包括经典的家族性腺瘤性息肉病、Gardner 综合征、Turcot 综合征、轻表型家族性腺瘤性息肉病、遗传性扁平息肉综合征、遗传性侵袭性纤维瘤等六种疾病，由这些疾病恶变来的结直肠癌占结直肠癌的 1%～2%。

其中最常见的是经典的家族性腺瘤性息肉病。可以有多系统的广泛表现，特征性表现为多发性结直肠腺瘤性息肉，一般多于 100 枚，最多可达数千个，密布于结直肠黏膜，但息肉数目少于 100 个，有家族史也可确诊；如不经治疗，息肉的恶变率几乎 100%，有报道其中位恶变年龄 35～40 岁；可伴有肠外表现。肠外表现包括：上消化道息肉，如胃、十二指肠、胆道息肉；眼、软组织和骨骼表现，如先天性视网膜色素上皮增生，下颌骨骨瘤等；结直肠外肿瘤，如甲状腺癌、十二指肠癌、中枢神经系统肿瘤、膀胱癌、胆囊癌、肾上腺癌等。

383. 家族性结肠腺瘤性息肉病如何治疗？

手术是治疗家族性腺瘤性息肉病的首选和最有效的方式。但其治疗的最佳时机和年龄，目前存在争论，有人认为预防性手术应在20岁之前进行，但应该个体化对待，对息肉密集，数量多于1000个，或单个息肉大于1cm或已怀疑息肉恶变者，应在诊断后尽快手术，对不愿立即接受手术者，应严密监测，定期接受结肠镜检查，以免延误治疗，发生癌变，治疗时间最好不要超过30岁。术式有以下几种：全结肠切除，回肠直肠吻合术；全结肠切除直肠黏膜剥除回肠储袋肛门吻合术；全结直肠切除，回肠储袋肛管吻合术；全结肠直肠切除，回肠造瘘术。各种术式各有优缺点和**适应证**，可以根据具体情况个体化应用，但原则是尽可能切除所有的息肉，并保留器官功能。

384. 什么是遗传性非息肉病性结直肠癌？

这是一种常染色体显性遗传的家族性肿瘤综合征。其特点是：具有明显的家族性聚集现象，一个家族中有两个或两个以上患者发病；息肉往往单发，数量不多；结直肠癌是最突出的临床表现，来源于息肉恶变，多见于右半结肠，发病年龄低，同时性或异时性结直肠癌发病率高，但**预后**与散发性结直肠癌比相对较好；常发生肠外恶性肿瘤，如子宫内膜癌、胃癌、卵巢癌、胰腺癌、肾盂癌、皮肤癌、膀胱癌、淋巴与造血系统肿瘤等。

385. 遗传性非息肉病性结直肠癌怎么治疗?

对诊断明确的遗传性非息肉病性结直肠癌应该按照肿瘤的根治原则，施行手术治疗。因为术后再发生结直肠癌的机率高，术式一般主张行全结直肠切除术。对肿瘤特异发生于结肠的遗传性非息肉病性结直肠癌可行全结肠切除、回直肠吻合术，对肿瘤特异发生于直肠的遗传性非息肉病性结直肠癌可行直肠切除、结肠肛管吻合术，但这两种术式都没有完全消除结直肠癌发生的可能性，所以全结直肠切除、回肠肛管吻合术受到越来越多的应用。

386. 什么叫多原发结直肠癌?

多原发结直肠癌是指同时或异时性发生于结直肠两个或两个以上相互独立的原发性浸润性癌灶，这些癌灶可以位于不同肠段、也可以位于同一肠段，但不包括家族性息肉病或溃疡性结肠炎患者的多原发癌。

在6个月以内发现的两个或以上原发癌灶称同时性多原发性结直癌；6个月以上发现的两个或以上的原发癌灶称异时性多原发性结直癌。

多原发结直肠癌是一种少见的肠道外科疾病，但近年由于纤维结肠镜的普及应用，该病早期发现率有上升趋势。

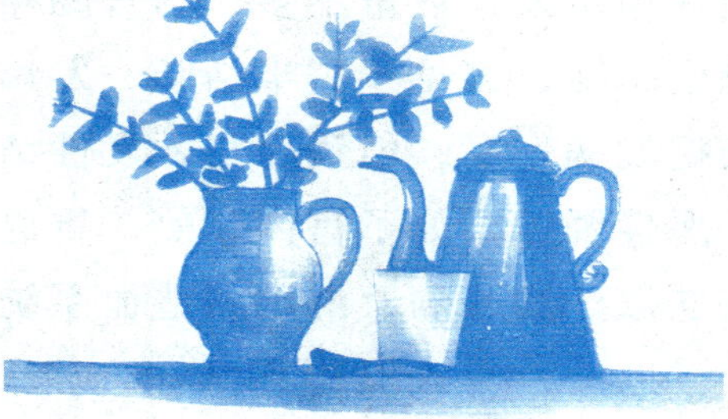

387. 多原发结直肠癌治疗与预后与单原发结直肠癌有何不同？

多原发结直肠癌的治疗原则与单原发结直肠癌相同，即争取早期行根治性切除术，术后根据病理实施放疗、化疗。

多原发结直肠癌**预后**一般较好，且异时性结直肠癌较同时性结直肠癌**预后**要好。同时性多原发结直肠癌与单发结直肠癌患者在临床特点和常规病理检查发现上相似，如果病理分期相同且均实施根治性切除术，二者**预后**无明显差异。

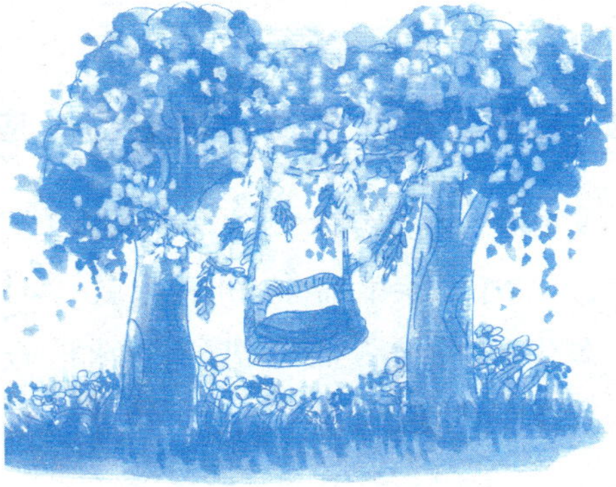

八、肿瘤病因的探究篇

388. 为什么常出现家庭多名成员患上癌症?

多个家庭成员出现癌症可能有几方面的原因：①可能仅仅是一个巧合；②可能是因为家庭成员生活在相似的环境或者有相似的生活习惯，比如均喜欢吸烟和酗酒；③可能家庭成员遗传因素所致。需要注意的是，仅有5%以下的癌症患者因父方或母方缺陷基因遗传所致，而绝大多数癌症患者与遗传因素无关。缺陷基因仅会增加癌症的风险，其存在并不意味着一定会出现癌症。

389. 如果多名家庭成员出现癌症，应该注意什么?

当多名家庭成员出现癌症时，应注意他们出现癌症的年龄以及癌症类型。在自己出现疾病症状和不适就诊时应告知医生这些信息，这有助于医生判断是否需要进行特殊检查确定自己是否存在癌症。同时，应该定期进行体检，确定身体是否存在异常。

390. 哪些生活方式有助于预防癌症呢?

癌症可以通过改变不良的生活方式进行有效预防，即俗话说的“管住嘴和迈开腿”，具体说来包括戒烟限酒、平衡膳食、适当锻炼、维持正常体重、预防感染、避免和减少**职业危险暴露**。保持健康的心态、健康的生活方式有助于对癌症的预防。

391. 结直肠哪个部位最容易出现癌变？

根据发生部位，结直肠癌发病的比例由高到低分别为直肠（占66.9%）、乙状结肠（占12.4%）、升结肠（占11.2%）、降结肠（占5.4%）和横结肠（占4.1%）。

392. 导致结直肠癌的高危因素有哪些？

存在以下因素的人群有较高的结肠癌患病风险，应予以关注：①有遗传性结直肠癌家族史；②曾患结肠息肉；③有以下消化道症状：慢性腹泻、慢性便秘、黏液血便；④膳食结构不合理，包括能量摄入过多（饱和脂肪酸摄入过多），喜食或长期食用腌制、烤制、熏制食品；⑤体质指数（BMI）超过正常，过度肥胖；⑥不良生活习惯，吸烟、饮酒、生活不规律；⑦有精神刺激史、阑尾手术史和家族肿瘤史等。

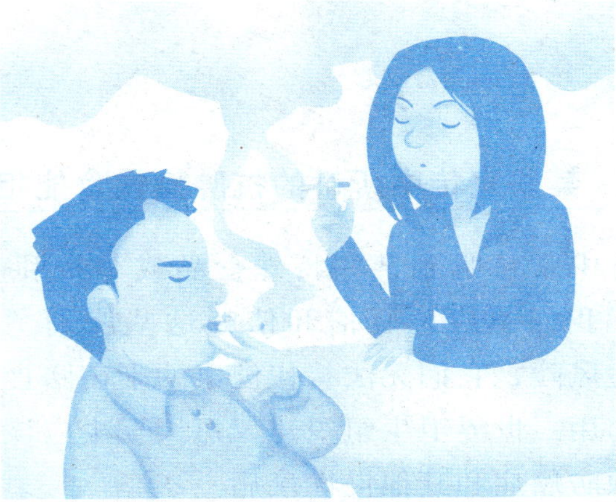

393. 饮食与癌症的发生有关系吗？

饮食会影响大肠癌、胃癌、口腔癌、肾癌、食管癌和乳腺癌的风险。我国研究发现，13%死于癌症的患者水果摄入不足，还有3.6%蔬菜摄入不足。高摄入动物脂肪、动物蛋白和低纤维饮食是患大肠癌的危险因素。长期食用烟熏盐渍品、高温、辛辣食物是患胃癌的危险因素。嚼槟榔、饮酒是患口腔癌的危险因素。高摄入乳制品、动物蛋白、脂肪是患肾癌的危险因素。食物过热、偏硬、制作粗糙、吞食过快、辛辣刺激是患食管癌危险因素。高热量、高脂肪饮食是患乳腺癌的危险因素。因此，饮食习惯与癌症发生密切相关。

394. 能通过控制饮食降低癌症发生风险吗？

通过平衡的健康饮食能有效降低癌症风险。平时应注意多摄入含膳食纤维多的水果和蔬菜，同时减少红肉和肉制品、盐的摄入。红肉是指烹饪前呈现出红色的肉，包括猪肉、牛肉、羊肉、鹿肉、兔肉等所有哺乳动物的肉，肉制品包括腌制肉类、火腿等。

395. 某些宣传中所讲的抗肿瘤饮食能相信吗？

广告宣传中常常听到某些特殊食品或“抗肿瘤食品”对身体非常有益。我们不应该轻信和依赖这些所谓“抗肿瘤食品”降低癌症发生风险，它们无法替代健康的平衡膳食在维持身体健康中发挥的作用。世界卫生组织建议每天至少应该摄入400克水果和蔬菜，预防癌症和其他慢性疾病。

396. 饮酒与肿瘤有关系吗？

饮酒能增加口腔癌、喉癌、食管癌、乳腺癌、大肠癌、肾癌、肝癌的发生。研究表明，在死于肿瘤的男性患者中有6.7%，女性患者中有0.4%与饮酒有关。饮酒量越大，出现癌症的风险越大。重度饮酒会导致肝硬化，从而导致肝癌的发生。

397. 体力活动缺乏与癌症有关系吗？

体力活动缺乏会增加乳腺癌、大肠癌和子宫内膜癌发生风险。由于生活方式改善，目前我国大多数人缺乏必要体力活动和锻炼。在我国，死于肿瘤的男性患者中有0.3%、女性患者中有0.2%与体力活动缺乏有关。通过增加活动量和锻炼身体能有效地降低癌症发生风险。

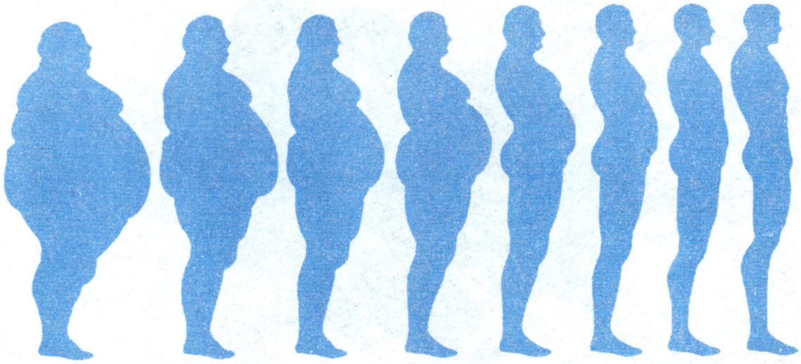

398. 如何通过锻炼和体力活动降低癌症风险?

我国将每周锻炼频率≥3次，每次≥30分钟定义为经常锻炼，未达到该标准的为偶尔锻炼。体力活动分为职业性体育活动、娱乐性体育活动和散步等。美国疾病控制中心推荐每周至少进行150分钟**中度有氧活动**，并至少进行2次全身肌肉伸展运动。

399. 肥胖与肿瘤有关系吗?

研究表明，肥胖与绝经后乳腺癌、大肠癌、子宫内膜癌、食管癌、胰腺癌、肾癌、胆囊癌等20多种癌症相关。肥胖人群与正常体重人群相比，过量脂肪组织会带来较多激素和生长因子。高水平激素，如雌激素和胰岛素会增加部分肿瘤发生的风险。研究表明，死于肿瘤的男性患者中有0.06%，在女性中有0.78%

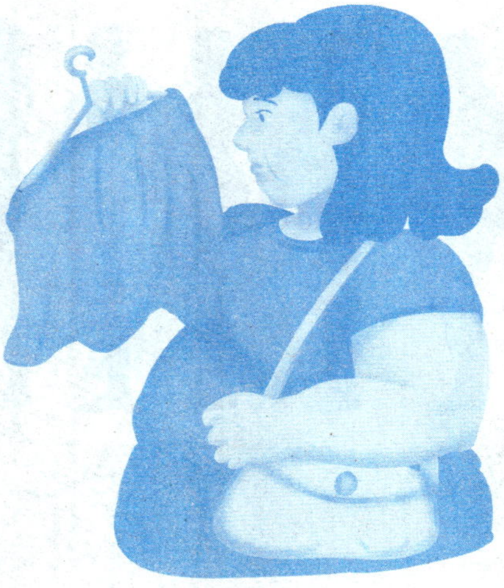

与肥胖有关。

400. 什么叫肥胖？

肥胖一般通过体质指数（曾称体重指数）（BMI）进行评定，体质指数=体重/身高^2（kg/m^2）。根据卫生部“中国成人超重和肥胖症预防控制指南”推荐标准，BMI 24～28为超重，BMI≥28为肥胖。目前中国肥胖和超重率在男性中超过12%，而在女性中超过17%。

401. 如何通过控制体重降低癌症发生风险呢？

首先需要通过体质指数公式确定体重是否在健康范围内。对于部分人来说，将体重控制在理想范围内比较困难，或许首先应该调整生活方式，健康饮食，减少饮食量并积极锻炼身体，这样能先保证体重不再增加，随后逐步降低体重。体重的控制最终能降低癌症的发生风险。目前我国居民生活水平改善，越来越多的人出现超重和肥胖，同时我们应该从儿童做起，加强对学生的健康教育。

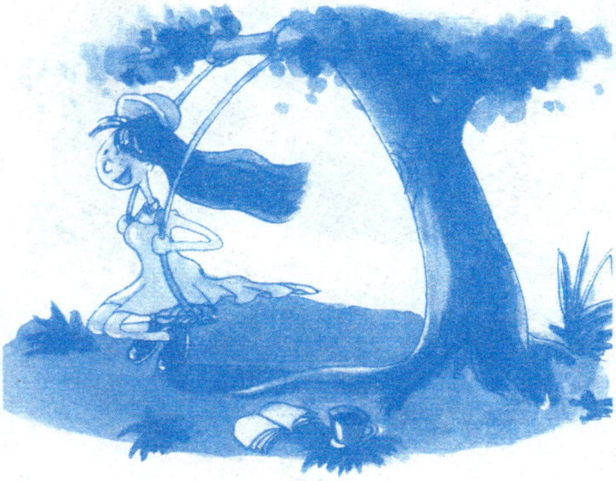

九、如何就诊篇

402. 如何选择就诊医院？

选择医院是看病的第一步，也是对诊断和治疗效果影响最大的。选择就诊医院应遵循：小病及时就近诊疗，大病选择三级或二级医院。小病是指常见病、多发病，可以及时到就近的社区门诊或一级医院就诊。大病是指当病情较重，诊断疑难，疗效不显时，及时选择二级以上医院就诊。二级以上医院根据收治范围分为综合医院和专科医院。综合医院诊疗范围广，分科齐全。专科医院是专门从事某一病种诊疗，专业性强。选择二级以上医院就诊的患者可根据自身的时间、经济状况、医院的口碑，医院的性质（公立、民营）、医院的级别、是否医保定点医院、地理位置

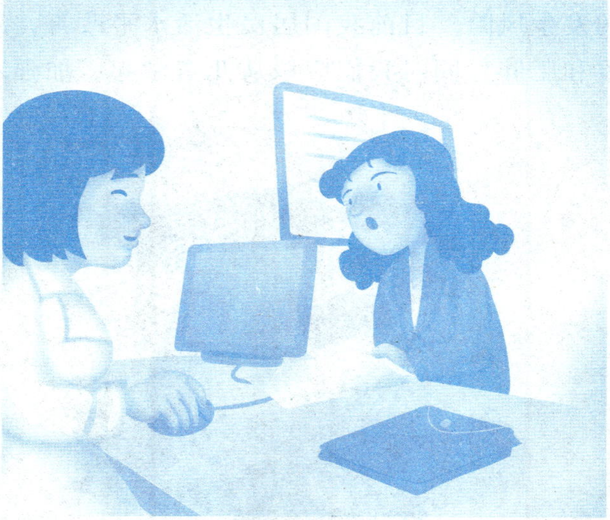

的远近，以及对服务的要求等进行选择。

403. 如何在医院选择就诊科室？

综合性医院多按照疾病系统和人体部位分类，专科医院多按照治疗方法和疾病部位分类。患者可根据所患疾病的部位和所属系统选择就诊科室。但对同一部位或系统，同时存在内外科不同治疗科室的问题。以肿瘤患者为例，没有做过手术治疗的初诊患者，根据病变部位可先选择外科手术科室就诊，已经手术后的患者或不能手术治疗的患者可选择放射治疗或化疗科室。患者在就诊前可以通过电话或网络查询各医院门诊科室设置，选择正确的就诊科室，避免挂错号。

404. 如何做好就医前的准备？

二级以上医院门诊出诊医生在出诊时间内必须接诊大量的患者，很难有充足的时间详细解答每一位患者提出的全部问题。患者在就诊前最好做一些准备工作，提前梳理好向医生介绍的病情，需要问医生的问题，这样既可以节省时间，又可以避免因临时考虑而疏漏某些重要的细节。此外如果患者已在其他医院检查或治疗，应将已有的检查结果和病历资料带全，以便医生的进一步诊断和治疗。

405. 如何选择医院的专家门诊？

目前多数医院都设立简易门诊、普通门诊、专科门诊、专家门诊及专业组门诊、特需门诊等，以满足不同层次的需求。建议初诊患者挂普通门诊，因为初诊时无论是专家门诊还是普通门诊医生，都要根据病情先让患者做相应的检验、影像检查，肿瘤性疾病还需要组织病理学检查才能确诊。患者复诊或有疑难疾病并且检查资料完善者可选择专家门诊。患者可根据医院专家介绍栏或网站上的专家介绍了解各专家的专业特长，结合自身病情选择适合的专家。

406. 选择哪种方式预约挂号?

为方便群众就医，提高医院医疗服务水平。各个医院均在开展不同的预约挂号方式来缓解患者挂号排队和候诊等待时间长。预约挂号方式主要包括：电话预约、网络预约和自助挂号等方式。医院电话预约和网络预约方式多通过与第三方公司合作为患者提供方便，优点是有稳定的网络挂号平台，有大量的接线客服，解决患者排队挂号的困扰，但缺点是第三方公司客服缺少医学专业知识，患者在采取电话预约和网络预约前应了解医院的科室设置和挂号的号别。自助挂号是在医院挂号处、门诊大厅等显著位置放置的自助挂号机，方便患者在医院就诊后预约下次就诊时间。患者在就诊前了解就诊医院的预约挂号方式和预约挂号号别，合理安排时间挂号就诊。

407. 建立就诊卡、挂号须出示患者哪些身份证明的证件?

患者按规定必须用真实姓名挂号、就诊。凡到各医院就诊的患者须为实名制挂号，严禁使用非就诊患者的姓名建卡、挂号。在各医院办理就诊卡时，须出示患者身份证、户口本或驾驶证、老年证等有效身份证明进行建卡挂号。此外北京医保患者必须持北京医保社会保障卡办理就诊卡和挂号。

408. 什么是银医卡？银医卡开展哪些自助服务项目？

银医卡是银行和指定医院合作办理的联名卡，具有普通银行卡的所有功能，还可以在医院网站预约挂号。银医卡开展的自助服务包括：自助缴费、自助检查报告打印、自助信息查询等。

409. 为何要建立正式病案？

各地均实施门诊就诊手册，并在各医院均可使用。门诊就诊手册是由医生填写，对患者每次就诊情况、各项检查和用药情况的记录。如果患者需要住院治疗时，部分医院要求建立正式病案。患者根据各医院要求持患者身份证或有效证件填写病案首页建立正式病案。正式病案是对住院后患者病情和诊疗过程所进行的连续性记录。正式病案一般由医院病案室统一保管。

410. 做哪些检查需要做身体准备？

患者为确诊病情需做各种全身和专科检查。许多检查都需要患者提前做好身体准备，例如血液检查前空腹，肠镜检查前需要提前做**肠道准备**和妇科 B 超需膀胱憋尿充盈等。患者可根据检查申请单或预约通知单上的要求认真做好身体准备。

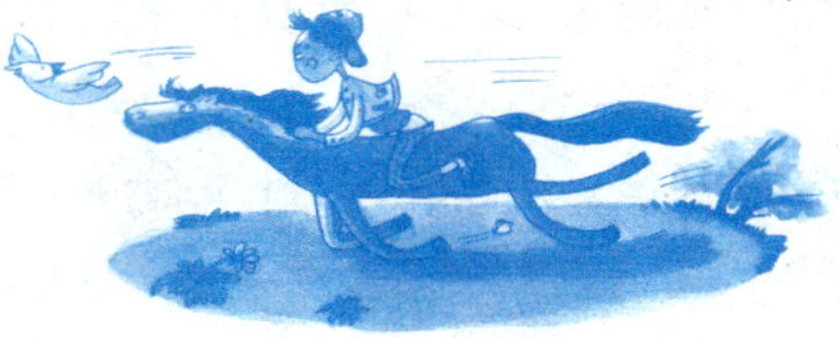

411. 医院里发的传单可信吗?

不可信。候诊区里闲散人员传发的传单都是非法广告。严重影响了人们的视野，误导、欺骗了很多急于求医的患者。这些广告所宣传的医疗手段不仅没有及时为患者解除病痛，反而增加其经济负担，延误了病情的及时治疗。患者应清醒地识别违法医疗广告，谨防受骗上当。医院的宣传资料一般由佩戴本院标识的工作人员或存放在医院服务台、候诊区发放。

412. 患者如转院诊治需要准备什么材料?

患者转院就诊最好携带以前看病的诊治记录、检查结果和影像学检查等资料。转到肿瘤专科医院就诊，可根据肿瘤发生的部位到相应诊区、科别挂号、候诊。初次就医时，门诊医生将根据患者已有的资料，补充一些专科检查，对肿瘤进行初步的诊断和分期，拟定治疗原则和方法。如果已经做过病理切片的，也须携带，以便进行病理会诊明确肿瘤分型，必要时还借取组织蜡块，以备作进一步病理检查之用。待这些检查结果出来后，如果是比较复杂、疑难的病情，可挂相应的专家号或经过门诊专家会诊做进一步的诊断、治疗。

413. 结直肠癌患者，如何选择就诊科室挂号?

结直肠癌在综合医院就诊：一般看消化内科、胃肠外科、肿瘤科等。

在肿瘤专科医院就诊：一般就诊科室分为：结直肠外科、放疗、化疗（内科）、中医、介入治疗和止痛门诊等。初诊患者，根据病情选择相应科室就诊。如患者不能确定挂哪个科，请到门诊的咨询处询问。

414. 怎样到医院复查?

患者到院复查时，需先根据已经诊断的疾病做相应的各种检查，复查时所做的各项检查项目要与治疗前做的各种检查结果做对比，以便制定下一步治疗方案。医生开具的检查项目除血液和X线检查外，其他检查项目可能需要预约，患者复查可挂普通号由门诊医生开具复查所需检查项目申请单。待这些检查结果出来后，患者再根据门诊医生的建议选择挂相应治疗科室的专家号。

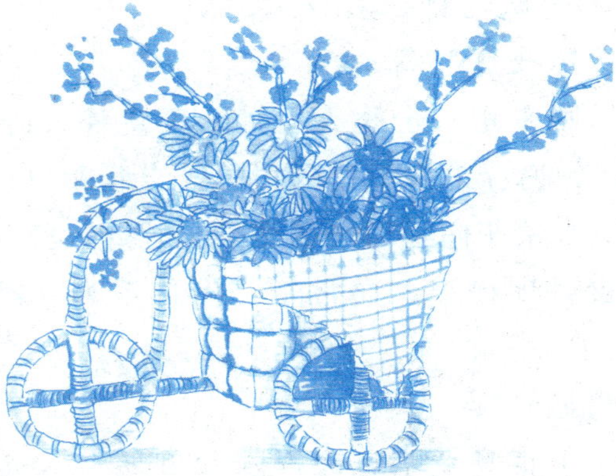

十、典型病例

病例一　早期直肠癌病例

患者男性，69岁，主诉“大便次数增多7年，检查发现直肠肿物10天”。

患者7年前无明显诱因出现大便次数增多，最多达4~5次/天，伴里急后重感，无大便带血等。10天前当地医院行结肠镜检查，提示直肠肿物，**活检**病理提示黏膜内癌，为进一步诊治入院。

患病以来进食、食欲、睡眠可，大小便正常，体重无明显变化。

既往史：40年前因十二指肠球部溃疡出现上消化道出血，治疗后好转。否认结核、肝炎等传染病史，否认高血压、糖尿病及心脏病病史，否认药物、食物过敏史。

个人史、家族史无特殊。

体格检查：腹平坦，全腹无压痛、反跳痛，肝、脾肋下未及，腹部叩诊鼓音，肠鸣音正常。直肠指诊：直肠距肛门4cm后壁可触及一直径2cm宽基菜花样肿物，活动可，退指指套无血染。

入院后完善各项检查，血常规、生化系列、**凝血功能**、肿瘤标志物正常范围。

胸片未见明显异常。

肠镜检查：①直肠宽基息肉样隆起型病变（距肛门缘4cm），警惕局灶癌变，建议超声内镜检查。病理会诊：高级别上皮内瘤变（黏膜内癌变）。②结肠多发息肉（距肛门80cm、78cm及20cm），建议择期内镜下切除。

超声内镜：直肠宽基息肉样隆起型病变，警惕息肉癌变，病变主要位于肠壁的黏膜层，病变处极少部分层次与肠壁的黏膜下层关系密切，分界欠清楚，累及待除外，建议行内镜下治疗。超声探查范围内未见明显肿大淋巴结。

钡剂灌肠：直肠下段后壁有一约1.2cm充盈缺损，界清，表面呈“桑葚状”，其基底光滑。

术前诊断：直肠腺瘤恶变

完善各项术前常规准备后，行全麻下经肛直肠肿物切除术。术中探查见肿瘤位于直肠后壁，距肛门4cm，肿物直径约1.5cm，活动好，距肿物边缘1cm切开黏膜，向下深切至肠壁外脂肪，完整切除肿物。术后恢复顺利，7天出院。

术后病理：直肠绒毛管状腺瘤，部分区呈高级别上皮内瘤变，局灶癌变，浸润至黏膜下层，未累及肌层，肠壁两切端黏膜及基底未见癌。

免疫组化结果显示：MLH1（+++），MSH2（+++），MSH6（+++），PMS2（+++）。

病例二　早期直肠癌内镜黏膜下剥离病例

结肠镜：直肠可见一大小约为2.5cm×1.5cm的宽基息肉（距肛门缘5cm），警惕局灶癌变。

超声内镜检查示：病变处肠壁内可见一大小约为21.1mm×6.7mm的中等回声占位，病变回声均匀，病变边界清楚，病变主要位于肠壁的黏膜层。

术前**活检**病理：（直肠）腺癌，癌旁见绒毛状腺瘤样结构。

行内镜下黏膜剥离术（ESD术）。

ESD术后病理：（直肠5cm）绒毛状管状腺瘤，伴轻-中度不典型增生。局部伴高级别上皮内肿瘤（重度不典型增生/黏膜内癌），局灶累及黏膜肌层，未累及黏膜下层。侧切缘及基底切缘未见明显异常。

患者术后半年复查：直肠局部黏膜呈瘢痕样改变，瘢痕表面黏膜光滑、完整，瘢痕处未见明显肿物及溃疡等。

病例三　乙状结肠癌肝转移一期切除病例

患者男性，67 岁。以“大便带血二十余天”为主诉于 2008 年 2 月 1 日入院。

结肠镜提示：“距肛门 20cm 处乙状结肠可见一直径 4cm 深大溃疡，周围黏膜欠规整，并坏死及糜烂”。**活检**病理示“腺癌”。CT（2008 年 2 月 3 日）示：“①乙状结肠所见，符合结肠癌，伴肠周及肠系膜多发淋巴结转移。②肝脏左外叶低密度灶，倾向转移，请结合超声。”超声（2008 年 2 月 13 日）示：“肝左叶肿物，考虑转移。”临床诊断为：“乙状结肠癌，肝转移”。

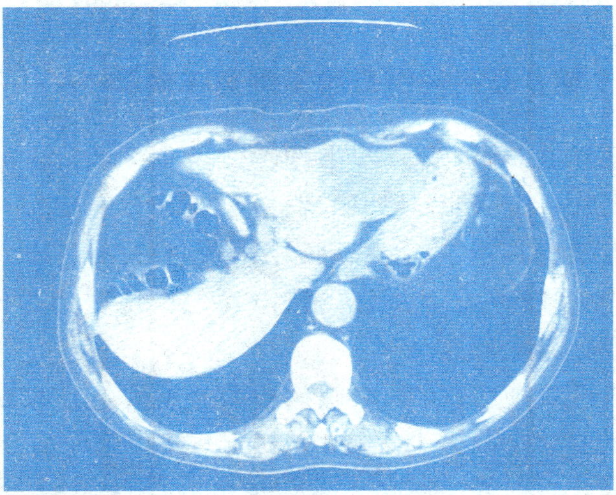

肝脏左外叶见低密度灶，最大截面积 4.8cm×7.1cm，边界清楚锐利，CT 值 20Hu

2008年2月19日全麻下行直肠癌乙状结肠癌根治术+肝左外叶切除术。术中过程及术后恢复顺利。术后病理："结肠浸润溃疡型中-低分化腺癌，伴大量脉管瘤栓形成。肿瘤侵透肌层达浆膜脂肪，淋巴结转移性癌（18/20）；肝组织内见腺癌浸润，形态提示为结肠癌转移。"

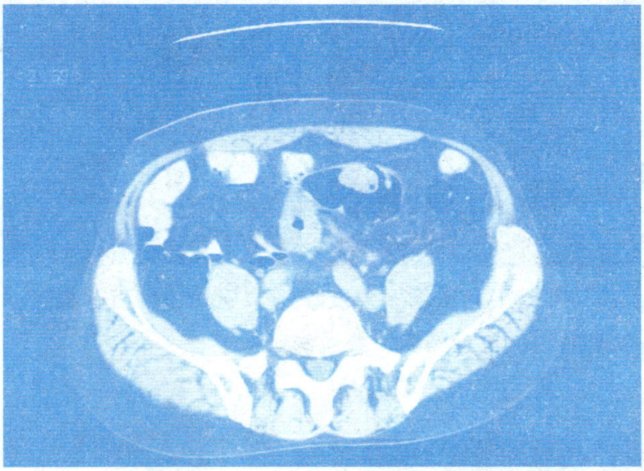

乙状结肠管腔不规则增厚，最厚处达1.6cm，病变局部浆膜面毛糙，周围脂肪间隙及肠系膜区见条缩影及多发结节，大者直径1.2cm

病例四 进展期直肠癌的全直肠系膜切除术病例

患者男性，55岁，大便带血3个月，每天1~2次，鲜红色。1个月前在某医院诊断为直肠癌，病理报告中分化腺癌。查体：一般情况较好，浅表淋巴结无肿大，腹部平软，肝脾肋下未触及。肛诊：膝胸位距肛门6cm可触及菜花样肿物，4~9点，略活动，上界未能触及，指套染血。辅助检查：放疗前CT和MR检查均提示直肠癌局部晚期。放疗后的MR示肿瘤好转。血常规、肝肾功能、生化全项、凝血功能、病毒指标无异常。CEA 6.0ng/ml。心电图无异常。X 线胸片、B 超未见转移。

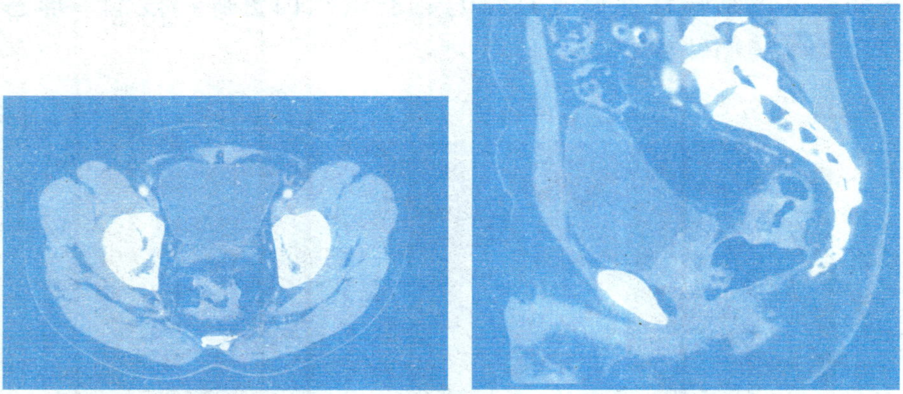

CT：距肛门5cm直肠肠壁增厚，最厚处1.7cm，表面有龛影，病变局部纤维膜模糊，直肠周脂肪间隙可见条索、颗粒影

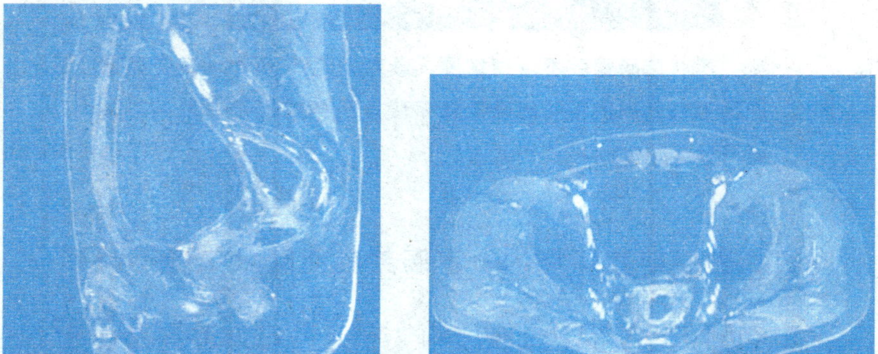

MR：直肠中段可见直肠环周增厚，肿瘤侵及直肠系膜

手术：患者在全麻下按照全直肠系膜切除（TME）的标准行直肠癌前切除术，为预防吻合口漏做预防性横结肠造口。

组织学检查和疗效观察：直肠组织内可见少许分化较好的腺癌残留，表面黏膜脱落，纤维组织增生，肿瘤侵到纤维膜外，未见脉管瘤栓，上下切缘净。淋巴结转移（3/16）。

术后辅助化疗（卡培他滨+草酸铂）6 周期。术后已 1 年 7 个月复查未发现复发和转移。

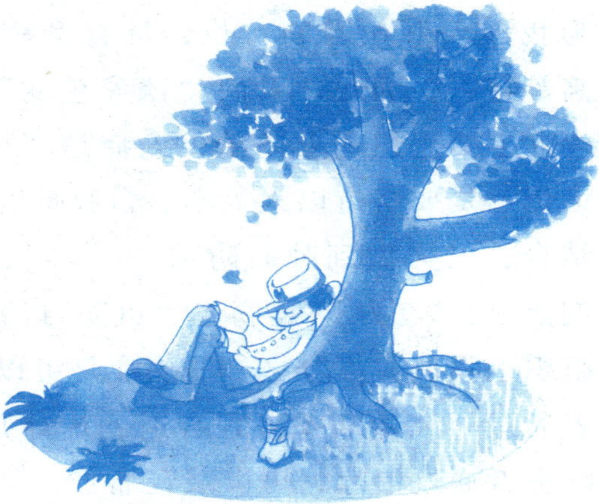

十一、名家谈肿瘤

增强“自我科学抗癌”意识

陆士新，著名肿瘤病理生理学专家，研究员，中国科学院院士

癌症已成为我国人群死因的首位，具有发病率高、死亡率高、治疗费用高等特点，因此，人们“谈癌色变”。目前，学术界普遍认为对癌症不要恐惧而要防治，癌症是“可防可治”的。肿瘤防治的关键仍然是要坚持以人为本、自我抗癌，实施预防为主、防治研相结合，大力做到肿瘤防治“三早”，即早期预防、早期诊断和早期治疗；“三早”是癌症“可防可治”的核心和基础。世界卫生组织也强调：三分之一的癌症是可以预防的，三分之一的癌症患者通过早期诊断并得到合适的治疗是可以治愈的；三分之一的癌症患者通过治疗，可以减轻痛苦，延长生命。人群的自我抗癌意识和信念至关重要，因为如无自身防癌意识，接触致癌因素而不自知，一旦患上癌症已成晚期，延误了病情。

控制癌症应当以早期预防为主，我们究竟应该怎样做才能实现“三早”呢？首先，我们要积极增强“科学自我抗癌意识”，注意在生活中远离致癌因素，并积极做到合理营养、适当运动、戒烟限酒、心理平衡等健康生活方式，自我预防癌症发生。近二十几年来，在我国食管癌、肝癌、胃癌等肿瘤高发区所进行的病因学调查研究的基础上，开展了国际上最先进的大规模人群预防研究，现在已取得可喜的成果，树立了癌症“可防”的典型，

并增强了我们对癌症可以预防的信心。

癌症的发生发展是多阶段逐渐演变的过程，在癌前病变和早期癌阶段就进行治疗是可以不发生癌症或可以被治愈的。什么是癌前病变呢？癌前病变是指人体组织中某些细胞在人体内外环境中的物理、化学、生物以及慢性炎症等刺激因素长期不停地作用下，细胞形态和分子组成发生有变成癌趋向的病理变化，再经过一段时间后，这种病变的一部分或少部分可能发展演变成癌。但是，癌前病变患者在去除物理、化学、生物以及慢性炎症等刺激因素，或给予化学干预（治疗），癌前病变可以被逆转为正常。“癌前病变”发展成侵袭性癌的过程一般需要10年左右的时间。如在林县我们发现食管上皮重度增生的人，经增生平治疗可以逆转为正常，成功阻断了重度增生上皮演变成癌。因此，预防及治疗癌前病变，对预防肿瘤有着积极意义。

癌前病变和器官组织的炎症与不典型增生密切相关，炎症往往伴随细胞重度增生（不典型增生，原位癌），我们已知的一些病变如：食管上皮重度增生、胃的瘢痕性溃疡、萎缩性胃炎、胃息肉、慢性支气管炎、肝细胞不典型增生、宫颈糜烂或息肉、乳房囊性腺病、乳腺导管内乳头状瘤、溃疡性结肠炎、结肠腺瘤及结肠息肉、膀胱黏膜上皮增生及化生、鼻咽部柱状上皮及不典型化生等都可视为癌前病变，上述的癌前病变的长期存在与发展就可能转变为癌症。因此，个人应积极治疗器官组织的炎症和严重增生性疾病是预防癌症的重要措施。

在生活中，我们究竟应该怎样做才能实现肿瘤的“早期发现，早期治疗”呢？首先，进行自查，要早期发现癌瘤，除医生的检查外，自我检查也是非常重要的。如乳腺癌等往往是自查发现肿块的，所以要经常进行自我检查。除自查外，要重视每年正规体检，体检也是“早期发现”癌瘤的重要途径。癌瘤“早期治疗”是非常重要的，它直接影响患者的生存；有研究表明：

肿瘤大小与手术后生存率密切相关，肿瘤直径越小相对生存率就越高，肿瘤直径越大相对生存率就越小。一旦发现肿瘤应及早到医院进行规范化治疗。但治疗肿瘤也不是什么治疗手段都用上才好，要防止“过度治疗”。

普及癌症知识是预防癌症的重要手段。在癌症防治工作中，要有更多的有关癌症方面的科学普及读物问世，以利于群众增强“自我科学抗癌”意识，来改变癌症不可预防和无法治疗的观点，并积极行动起来，做到“三早”，控制和预防癌症。

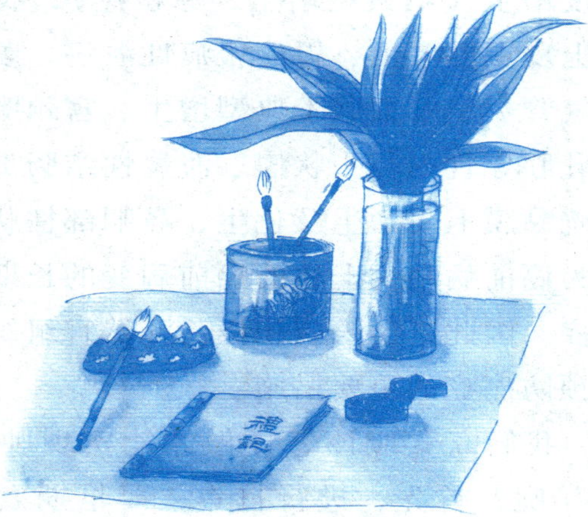

五十年来我国肿瘤防治工作的发展和体会

孙燕，著名肿瘤内科学专家，主任医师，中国工程院院士，中国医学科学院中国协和医科大学名医

回顾半个多世纪我国临床肿瘤学的发展，真有些沧桑之感。新中国成立初期，由于当时卫生的状况，肿瘤学不被重视。直到建国10年以后我国才开始重视肿瘤问题，并启动了比较全面的规划、建设和研究。我有幸在1959年调入肿瘤医院（当时称日坛医院），正好参加我国几位临床肿瘤学元老，吴桓兴教授（时任中国医学科学院肿瘤医院院长）、金显宅教授（时任中国医学科学院肿瘤医院顾问）和李冰教授（时任中国医学科学院肿瘤医院党委书记兼副院长）的领导下对我国临床肿瘤学的发展进行的讨论，并制定了以综合治疗为模式的发展方向。随之，就临床肿瘤学发展达成4项共识，即预防为主、中西医结合、基础研究与临床研究结合、综合治疗。虽然在今天，综合应用现有手段诊断、防治肿瘤已经深入人心，为国内外学术界所接受，但是这在当时的条件下就能准确把握总攻方向还是难能可贵和具有远见的。

在十年浩劫中肿瘤工作受到极大破坏。人员被下放，甚至连苦苦积累的病理标本都被埋掉。但在1972年周恩来总理冲破“四人帮”的阻挠，对肿瘤工作做出了重要指示：肿瘤是多发病、常见病；应当深入调查摸清我国的发病情况，并采取预防措施；结合我国具体情况和实践经验编写我国自己的参考书；大力开展高发区研究等等，明确了我国肿瘤学前进的方向，也成为我们开展工作的重要指导原则。

改革开放以后，我国临床肿瘤学事业得到了飞速的发展，各省市都建立了肿瘤医院，很多综合医院也成立了肿瘤科，研究工作也得到发展。

肿瘤内科治疗也已经有了很多进展，相当多的常见肿瘤，如滋养细胞肿瘤、急性白血病、睾丸肿瘤等，已经可以通过内科治疗达到根治；另一些常见肿瘤，如乳腺癌、肺癌、大肠癌、胃癌和骨肉瘤等，内科治疗也都占有相当重要的地位。此外，我们在肿瘤治疗理念方面已经有了很大进步，例如多种方法和途径的综合治疗、加强预防术后播散，特别是远处转移的内科辅助治疗研究、重视生存率和生活质量的提高等。

近10年来，不断有新的针对肿瘤受体、调控和生长关键基因的靶向药物问世，从分子、受体、信号传导等方面的研究把病因、预防和治疗很好地连贯起来。分子靶向治疗虽然在现阶段还不能完全替代传统的手术和放化疗，但其重大意义在于可以使治疗更具靶向性，更好地实现治疗个体化。而根据肿瘤的分子靶点决定治疗方案的策略与我国传统医学理论中的“辨证论治”和“同病异治、异病同治”不谋而合。靶点的诊断必然会成为未来肿瘤诊断以及个体化治疗方案制订的必要步骤。对患者的靶点监测也应该受到重视。

我们已经开始思考什么是我国临床肿瘤学的特点，其中包括：中西医结合，辨证论治——提高预见性；同病异治、异病同治——实现有的放矢；循证医学、规范化、个体化；扶正祛邪——重视宿主情况、基础疾病、免疫和骨髓功能重建等；治未病——重视预防、重视防止复发；以人为本——重视生活质量和远期结果等等。

最近，美国著名临床肿瘤学家DeVita在一篇题为“癌症研究200年”的文章中系统复习了有关肿瘤诊疗的进展情况。可以看出近百余年来人们对肿瘤的认识已经有了长足的进展和提高。在20世纪70年代由于综合治疗，儿童期白血病和霍奇金病的疾病特异性死亡率开始显著下降。在引入常见癌症（例如乳腺癌和结肠癌）的更好早期诊断和预防措施以及有效辅助治疗之后不久，总死亡率开始下降。所有癌症的5年相对生存率在通过《国家癌症法案》之前的20世纪60年代末为38%，而现在为68%。在美国，癌症总死亡率从1990年开始下降，自此以后总体已下降24%。对2015年的直线推测提示，癌症死亡率的总绝对下降将约为38个百分点。所以，我们对制服肿瘤的前景应当是乐观的，但这无疑需要几代人艰辛的努力。

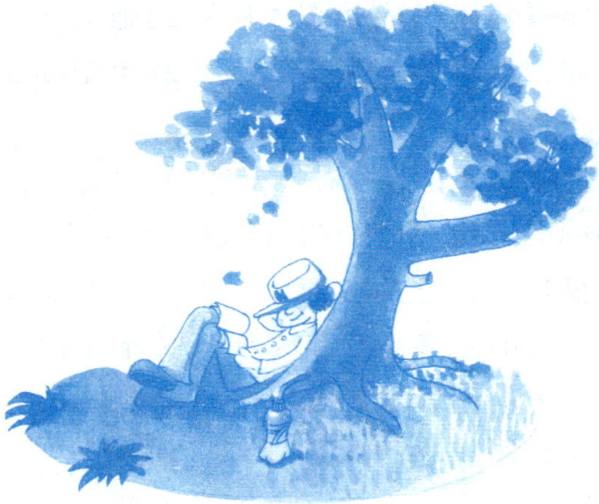

少吃多动　预防肿瘤

程书钧，著名实验肿瘤、肿瘤化学和遗传毒理学专家，研究员，中国工程院院士

科学研究表明，终身维持健康的体重是预防肿瘤最有效的措施之一。超标体重和过于肥胖，会促进某些肿瘤发生，包括食管癌、胰腺癌、结直肠癌、肾癌、子宫内膜癌和绝经后的乳腺癌。肥胖是这些肿瘤发生的非常重要的促进因素。肥胖和体重超标还会增加许多慢性病（如高血压、脑卒中、冠心病和2型糖尿病）发生的机率。肥胖会影响许多激素和生长因子的水平，肥胖人群胰岛素样生长因子1、胰岛素和瘦素水平均升高，性激素在肥胖相关肿瘤中也起重要作用，因为脂肪组织是性激素合成的重要场所，性激素水平过高可使子宫内膜癌和绝经后的乳腺癌发病率增高。肥胖者常伴有轻度炎症状态，脂肪细胞会产生一些促炎性因子，而慢性炎症会促进肿瘤发生。因此避免肥胖在肿瘤预防中占有重要地位。

如何避免肥胖？关键在少吃多动。美国有个诺贝尔生理和医学奖获得者Brenner讲过一段有趣的事，他说，人在古代的时候，因为生活环境很艰苦，吃的东西很不够，主要靠打猎为生，所以他老是到处要找吃的。多少年、多少代传下来的人就是那些有很强吃的欲望的人，他们下丘脑逐渐形成老想吃的兴奋灶，这就是我们现代人为什么老想吃的原因。可是到了今天，诸位吃东西用不着像古代那样去找了，古代是找到什么就吃什么，现在你家里伸手就拿得到东西吃，可是我们大脑的兴奋灶还在那里，还叫我们吃、吃、吃，其实你肚子一点都不饿，只是为了满足这个兴奋

灶，你就老要吃，没有事的时候要吃，看电视也要吃，造成你营养过剩。储存过多的营养的最佳方式就是把它转化成脂肪（而不是蛋白质和碳水化合物），这种储存的能量可以很好去应对饥饿，这在古代艰苦的条件下是十分必要的，因此，过度营养转成脂肪而导致肥胖也是进化选择的结果。

导致超重的原因除吃的过多外，另一个原因就是体力活动太少。因此，合理必要的体力活动是极其重要的。研究表明，合理的体育活动，对预防和降低结直肠癌、乳腺癌、子宫内膜癌、胰腺癌、肾癌等都有良好作用。少吃多动，保持健康的体重和避免肥胖能预防和降低包括肿瘤在内许多慢性代谢疾病的发生，这是有深刻的科学道理的，是迄今为止科学上证明了的最有效的办法。人们生来就有点爱吃不爱动，我们懂得上述的科学道理后，就需反其道而行之。为了你的健康，预防肿瘤，少吃多动。

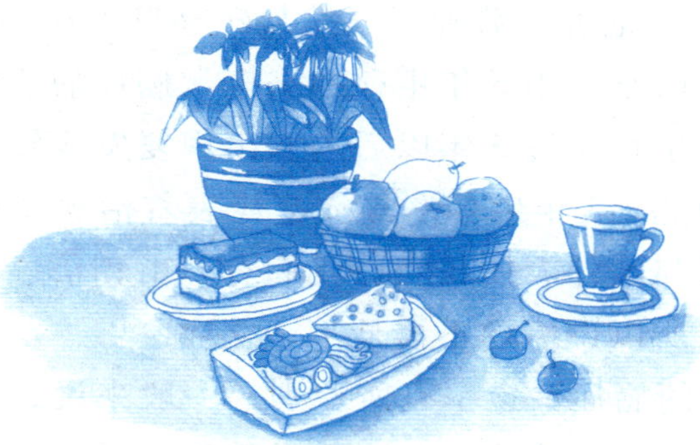

对癌症治疗的一点看法

殷蔚伯，著名肿瘤放射学专家，主任医师，中国医学科学院肿瘤医院放射科首席专家

一、癌症不再是不治之症

20世纪初肿瘤患者的5年生存率只有5%，身患恶性肿瘤几乎就等于死亡，因此人们谈癌色变。为此，人类开始致力于攻克肿瘤的研究，由于诊断及治疗技术的改进与发展，癌症患者的5年生存率在不断地提高，20世纪30年代为15%，60年代为30%。近半个世纪以来，随着CT、MRI、PET-CT等各种诊断设备与技术的应用与提高，促进了对肿瘤的早诊、早治；同时在治疗方面，无论是手术、放射治疗还是药物治疗都有了飞速的发展，至20世纪90年代肿瘤患者的5年生存率提高到45%。2012年美国癌症协会发表统计报告显示：1975～1995年间在美国确诊的癌症患者治疗后5年生存率为49%，而到2001～2007年提高至67%。由于绝大多数肿瘤复发与转移发生在癌症诊治后的5年以内，因此医学上用5年生存率来表示癌症的治疗效果。对肿瘤患者来讲，生存超过5年以后再次出现复发或转移的机率就已经很低了，因此，5年生存率常常也代表着治愈率。现在我国诊治癌症的水平与国外大体相当。我们有理由相信癌症的治疗结果将来会更好。所以说癌症不再是不治之症。

不同部位的癌症治愈率有所差别，一般来说，表浅的癌症较深部脏器的癌症治愈率高，如女性乳腺癌、子宫颈癌、男性前列腺癌等治愈率高，而肺癌、胰腺癌等的治愈率相对较低。同一种癌症的早期与晚期的治愈率也不一样。早期乳腺癌、子宫颈癌、

男性前列腺癌等患者的5年生存率可达90%以上，显著高于晚期患者；即使是**预后**差的如肺癌、食管癌也同样是早期患者的生存率显著高于晚期。所以我们倡导早期发现、早期诊断、早期治疗。当有异常发现时应尽早去医院检查。现在不少医院开展了防癌普查服务，可定期去检查。

二、癌症不是急诊

著名的肿瘤学家吴桓兴教授不断的告诫我们癌症不是急诊，他的意思是不要一诊断癌症就仓促治疗，而是强调在治疗前应进行必要的检查，制订周密的治疗方案。因为癌症的首程治疗至关重要。首程治疗不当，往往很难补救。他形象地比喻为就像剪裁衣服一样，裁的不好，很难补救。当然，患者被诊断出癌症后必然很着急，但要沉着，进行必要的检查，有时需要多学科的会诊后再进行治疗。精心地战前准备是取得胜利的重要保障。

三、现代的肿瘤放射技术

放射治疗学发展虽然已有100余年的历史，但较医学发展史而言，其历史短，不为人们所熟知。作为一名放射治疗科的医生，我愿意介绍一下现代的放射治疗学。放射治疗主要用于治疗恶性肿瘤，是治疗恶性肿瘤的三大主要手段之一（即手术、放射治疗及药物治疗）。早期放射治疗是通过放射性同位素^{60}钴产生γ射线或由直线加速器产生高能X射线和电子线来完成，也叫二维放射治疗技术，照射范围只能产生不同大小的长方形和（或）正方形**照射野**。但肿瘤生长的范围并不规则，放射治疗在杀灭肿瘤的同时，大量的正常组织也受到损害，导致了相应的放疗并发症。同时，为了避免对正常组织及器官产生不能接受的并发症，有时不得不减少照射剂量，致使肿瘤局部控制率下降或照射治疗后肿瘤复发率增加。

由于影像技术及电子计算机的发展，放射治疗从二维走到三维及四维治疗技术，即三维适形放射治疗、调强放射治疗、影像引导下放射治疗及自适应放射治疗等。换句话说，更准确、更精确的照射，能更好地照射肿瘤、同时更少地照射周围正常组织，其结果是提高肿瘤的治愈率，降低对正常组织的副反应。这些新技术的优势在一些肿瘤的治疗方面表现突出，如头颈部癌、前列腺癌等等。同时，这些新技术带来的是要在治疗前作更多细致的工作，如先行 CT（或 PET-CT）定位，在 CT 图像的每一层面上勾画肿瘤及一些正常器官，要用计算机软件即治疗计划系统计算出最合适的方案，因而放射治疗准备的时间相对较常规放射治疗长。近年来，发展的立体定向放射治疗，对一些小的肿瘤能治愈而无显著的副反应，如早期非小细胞肺癌等。但应该指出的是，如同所有的治疗方法一样，放射治疗也有其局限性，它也不能治疗所有癌症，需要结合每种癌症的特点，联合手术、药物治疗等方法综合治疗进一步提高疗效。

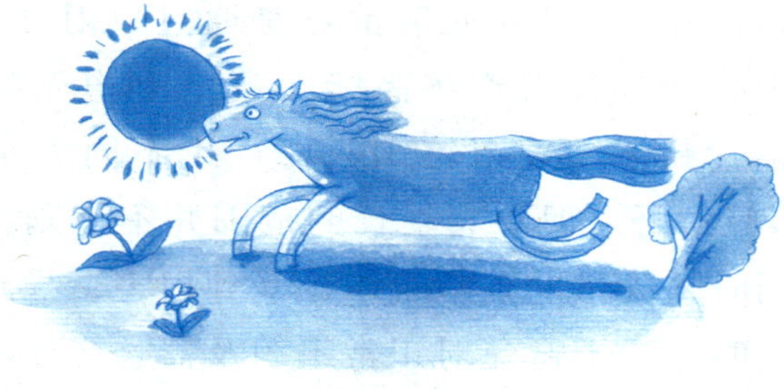

面对癌症作战的现代策略

储大同，著名肿瘤内科学专家，主任医师，中国医学科学院肿瘤医院内科首席专家

一、癌症的发生发展规律

在我们每个人的身体里，实际上都存在着不同的突变细胞。一旦身体的免疫监视功能不能发现、攻击这些突变细胞的时候，它就会由一个变两个，两个变四个，四个变八个，呈指数级增长，在很短的时间内就能变成肿瘤。直径 1.5 厘米的一个球形结节就已含有 35 亿癌细胞（3.5×10^9）了。这时候就可以被螺旋 CT、核磁共振扫描、PET/CT 等先进的仪器发现了。大家想想 35 亿癌细胞是个很大的数量！一些患者来就诊时已是癌症晚期，肿瘤细胞的计数远远超过这个数量，甚至能按斤计，肿瘤细胞数长到 12 次方，人就牺牲了。我们平常治疗肿瘤怎么治？早期可以切除，争取治愈。但当肿瘤细胞数量到 11 次方时已经转移得到处都是，没有切除的机会了。这时就应该使用有效的全身治疗手段，如化疗、靶向治疗、生物免疫治疗等，把肿瘤细胞的数量杀到 10^9 数量级以下，再想法不让它抬头。如果原发肿瘤在肺，我们称之为肺癌，可能转移到肝脏，也可能转移到骨头、转移到脑部。但是这里应该走出一个误区，癌细胞转移到肝脏的时候不能叫肝癌，只能说是肺癌的肝转移，以此类推。转移到全身各处以后，癌细胞总数量达到 11、12 次方时那是非常晚期的，因此，我们特别强调，肿瘤要早期发现，早期治疗。

二、不要谈化疗就色变，你有机会重振免疫力

一旦到了晚期，是否就完全不能治愈，就只能放弃了？当然

不是！其实，得了肿瘤，打仗的战略设计非常重要！怎么掌握好治疗手段-肿瘤组织-机体免疫力的三点平衡是一个极其重要的方面。很多人一听化疗都谈虎色变，觉得不能做。实际上我们要分析，肿瘤能够抑制机体免疫功能，肿瘤发展得越严重越抑制免疫功能！反过来，免疫功能提高了也能抑制肿瘤。比如放疗和化疗，既能够攻击肿瘤，对自己的免疫功能也是打击。所以治疗中机体的免疫功能跟治疗手段、肿瘤之间是三点平衡的关系。你不能光看放、化疗对身体的伤害。肿瘤被消灭以后，肿瘤对免疫功能的抑制就自然而然解除了。而放、化疗结束后它们对免疫功能的伤害也立即解除。所以我们任何一位患者在治疗时一定要把三点平衡的关系分析好。手术作为重要的治疗手段把肿瘤的大本营切掉，肿瘤细胞的数量急剧下降，对免疫功能的抑制一下子就被解除了。这时候再用放疗、化疗，进一步消灭残存肿瘤，虽然对免疫功能可能造成一定程度的暂时性抑制，但把肿瘤消灭以后，使肿瘤细胞的数量更进一步减少，这样肿瘤对免疫力的抑制更进一步得到解放。细细掂量如果用各种手段把转移灶中癌细胞总数减少到 3.5×10^9 以下，身体是完全有机会恢复免疫功能的！

三、利用高科技时代优势与肿瘤长期和平共处

对癌症作战的现代战争是建立在常规武器和信息网络系统高度协同配合的战略设计之上的。即科学合理地将手术、化疗、放疗与生物靶向治疗、免疫治疗、中医药治疗等有机地结合，达到全歼肿瘤并长期压住肿瘤的发生细胞（干细胞），使其永不抬头。之所以很多人的晚期肿瘤被治愈，就是因为将肿瘤细胞数量消灭到 35 亿左右后，再通过各种手段压住肿瘤干细胞并将免疫功能恢复到患肿瘤之前的状态。这时候残留肿瘤细胞的数量和机体免疫功能实际上已经达成了一个新的平衡状态。而这种平衡状态，在分子靶向治疗的时代，你如果有能力、有信心去努力，在医生的帮助下是完全可以争取实现的。也就是说，到那时你的机体与肿瘤已经成了长期和平共处的双方，而这种状态经过努力完全可能持续一辈子。

分子靶向治疗是近年来的新生事物。由于科学家们发现了很多癌基因能驱动肿瘤的生长，因此就把它们叫做驱动基因。可喜的是也有很多新药能针对这些基因起到抑制作用，有效率都能在50%~70%，控制率都能达到80%~95%，均远远超过化疗。目前临床常用的分子靶向药物也已经有十几种。即使没有驱动基因存在的肿瘤，用一些影响微环境的靶向药物把它们的信号传导通路阻断，也能配合化、放疗作战而大大提高它们的疗效。

国际上有资料显示有些老人去世时不是因为肿瘤死亡，而是因为糖尿病、心血管疾病等原因。但在做尸检时却发现这些老人中很多人患有乳腺癌、前列腺癌等恶性肿瘤，但他们并不是死于癌症，而是死于其他疾病，这些人体内的癌细胞恰恰处于35亿左右的数量。这说明什么问题呢？说明他们生前有能力长期与这些癌症抗衡，达到一辈子和平共处的目的。在当代高科技发展的分子靶向治疗时代，就更具有做到这点的物质基础了。展望未来，让谈癌色变即将变成历史吧。

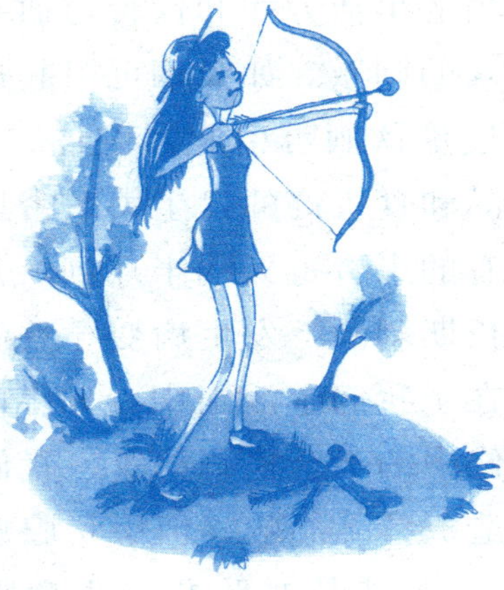

防治肿瘤，从改变自己做起

唐平章，著名头颈肿瘤外科专家，主任医师，中国医学科学院肿瘤医院前院长

说起肿瘤，大家心里不免咯噔一下，说是“谈癌色变”恐怕也不为过吧。虽然目前对肿瘤的诊治水平已经有很大提高，总体上一半以上的恶性肿瘤患者能够被治愈，但离彻底攻克它还有很长的路要走。下面结合我个人30余年的临床经验，就肿瘤预防、诊治谈一些自己的看法。

肿瘤有恶性和良性之分，良性肿瘤一般不会对生命造成太大损害，恶性肿瘤也就是我们通常说的癌症。癌症是人体生长到一定时机体细胞发生转化引起的肿瘤，生长不受限制而且容易出现转移，即使治疗后也可能复发。癌症病因复杂，其发生有些协同因素，它们或单独引起或加速癌症的发生。这些因素包括烟酒刺激、电离辐射、不当的生活方式和饮食习惯等。预防癌症的第一步就是减少这些因素的刺激。如吸烟可引起口腔癌、喉癌、肺癌等多个脏器肿瘤，过量饮酒可引起口腔癌、下咽癌、食管癌等，而长期食用腌制食品和食管癌的发生关系密切。特别是大量烟酒刺激，临床上可见有的患者每天喝半斤到一斤酒，吸1~2包烟。下咽和食管黏膜在长期刺激下发生病变导致癌症的多点发生。电离辐射虽然普遍存在于我们生活当中，如医院的X线检查、CT、核素扫描、家庭装修中的不合格石材等，我们也基本上不会想到过多接触会对自身造成什么影响，但甲状腺癌、白血病的发生与它的确有明显关系，尤其是对胎儿、儿童影响最大。1986年，前苏联切尔诺贝利核事故就是个例证，事故发生后的二十年间，

该地区周边儿童的甲状腺癌发生率升高了几十倍。还有不良的饮食习惯，如吃饭太快、经常吃烫得食物、偏食、不爱吃水果等，均会对上消化道黏膜产生不良影响。预防癌症，还要保持健康向上的生活态度，经常锻炼身体，培养乐观的心态。积极乐观的情绪可以调节因压力而分泌的皮质醇和肾上腺素等激素的水平，增强机体免疫力。而有积极乐观心态的人身心更健康，死于心血管疾病的机率更低，肺部功能也更健全。预防癌症，应当定期体检，做到早诊、早治。有些癌症也有一定遗传性和家族性，癌症患者的子女较普通人得癌的机率更大，因此应当定期筛查，发现后尽早处理，治疗效果也会比较理想。

如果已诊断明确是癌症，应当如何应对呢，有四点建议提供给大家：

首先，建议初次就诊患者应当在有肿瘤治疗经验的正规医院就诊，切莫病急乱投医。对肿瘤的初次治疗十分关键，但由于国内医疗条件地区差异较大，不规范治疗屡见不鲜，患者可能因此而遭受多次治疗的苦痛，疗效一次比一次差。此外，误信游医、偏方、小广告，这些常常含有“包治”“不用手术、放化疗”“即刻缓解痛苦”“祖传秘方”等诱人宣传，经常散布于医院周围，不仅给上当者造成经济巨大损失，更重要的是贻误最佳治疗时机，早期变晚期，能治疗的变成不治之症。目前治疗肿瘤的主要方法包括手术、放疗、化疗、分子靶向治疗等，主要根据患者的个体状况，肿瘤的部位、类型、分期采用不同的治疗方法。如早期喉癌可采用单纯手术、单纯放疗或激光治疗的方法，而晚期喉癌应用手术和放疗相结合的综合治疗；绝大部分甲状腺癌可单纯手术治疗，无需放、化疗，如病变侵犯广泛时可在甲状腺全切除后行^{131}I核素治疗。不同肿瘤均有一定的诊治规范，我院的综合查房制度更加保证这些患者得到个体化、科学、合理和有效的治疗方案。综合查房制度是我院针对复杂、疑难或需要多学科共同讨论的病例，召集包括外科、放疗科、肿瘤内科、诊断科、病理科医师一起研讨确定治疗方案的查房制度，特别是针对像下咽癌、乳腺癌、肺癌等这些需要多学科综合治疗的病种，在查房过程中确定患者的肿瘤范围、手术切除范围、功能重建方法、放化疗时机等等，使得患者在开始治疗前就确定了完整的治疗方案。

其次，肿瘤患者治疗时应做好家庭内部计划，安排好人员和经济保障。治疗肿瘤时间短则一两周，长则数年，通常为1~2个月。治疗时应安排好家人进行照顾和护理，家人的陪伴和呵护也是对身心遭受癌症折磨患者的一种安慰。虽然说现在来看病不至于砸锅卖铁、出卖房子家当，全民医保也覆盖了中国90%以上的人口，但治疗肿瘤的费用在几千至数百万不等，诊断措施有廉、有贵，一些化疗药物每个疗程都在几万以上，对一个普通家庭也是一笔不小的花销，因癌致贫常有发生，所以应当根据患者家庭经济状况量力而行，不要影响家庭其他成员的基本生活保障，医生们也会根据患者家庭的实际情况制订相对合理的诊治方案。

再次，肿瘤患者治疗后应坚持定期复查，因为肿瘤治疗失败50%以上是因为复发引起，而复发多在治疗后的5年之内，部分复发患者还可通过治疗达到根治效果，因此建议治疗后1~2年内每3个月复查1次，2~5年内每半年复查1次，5年以上的患者每年复查一次，坚持严格的复查制度是提高治疗效果的另一保证。

最后，对于某些特定肿瘤，肿瘤患者应习惯和学会与瘤共存，调整心态，提高生活质量。临床表现最突出的是结节性甲状腺肿（良性），目前甲状腺肿瘤的发病率全世界都在升高，特别是结节性甲状腺肿，由于其生长缓慢，可以几年甚至几十年缓慢生长，对患者的生活及工作影响不大，而手术治疗又不易彻底切除，还存在复发可能，因此临床目前均建议观察，不必要手术。

患者应该调整心态，做到和肿瘤“和平共处”。另外，还有一些特殊类型的肿瘤，如腺样囊性癌，容易出现远处转移，也是生长缓慢，对放、化疗并不敏感，临床上尚没有行之有效的治疗措施，但肿瘤的发展非常缓慢，这段时间非常长，因此患者应当学会坦然面对，提高这段生活质量，千万不要自己吓唬自己。

总之，肿瘤的防治都要必须从改变自己做起，谚语说“自助者，天助之”也就是这个意思，不仅要保持乐观向上的心态，健康良好的生活方式，尽量节制烟酒等不良刺激，更要在患病后保持清醒的头脑，做好长期抗癌的准备，在正规的医院制订科学合理的治疗方案，并定期**随访**。相信这些措施一定能达到目前最好的治疗效果！

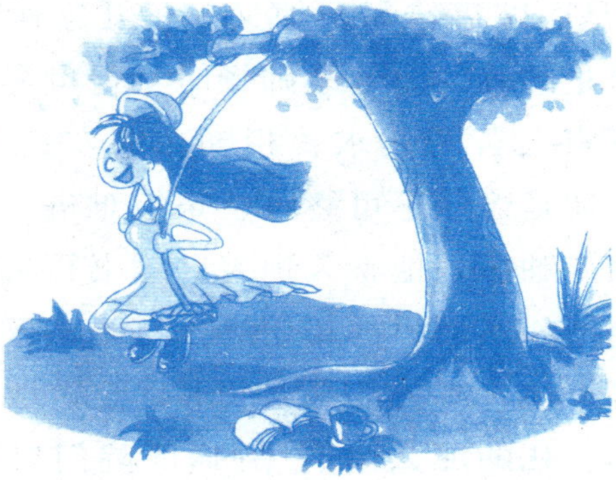

勇气创造奇迹　科学铸造明天

赵平，著名腹部肿瘤外科专家，主任医师，全国政协委员，中国医学科学院肿瘤医院前院长

刘晓林先生是一位优秀的教师，他培养的学生可谓桃李满天下。然而，这位受人爱戴的人却突遭横祸，使他陷入苦难之中。去年过生日，一杯酒下肚，刘晓林先生感到胃部灼痛。他的一个学生安排他去一家医院做检查，这位学生是这家医院的院长，为老师跑前跑后。做胃镜时发现老师的胃窦部有溃疡，**活检**病理证实是腺癌。尽管她没有告诉老师真相，刘晓林先生还是从那张苦笑的脸上发现了破绽。刘晓林先生偷偷从病例中看到那些可怕的字眼，犹如晴天霹雳，晕倒在医院。他不能相信自己得了癌症，他一生没有做过坏事，也没有休过一天病假，怎么会“突然得了癌症?”一定是医院搞错了。他又去了几家医院，医生们都说第一医院的诊断是准确的。刘老师顿时觉得世界马上陷入黑暗与恐怖之中。尽管家人苦苦相求、相劝，朋友送来的补品堆满房间，刘晓林先生还是惶惶不可终日，茶饭难进。他有时觉得如果不吃饭也许会饿死肿瘤，他整天抱着肿瘤书籍苦苦探寻，祈望找到治疗癌症的绝招。然而，他却始终没有听从医生的劝导去做手术治疗。表姐告诉他，“癌症一做手术就会扩散全身。你姐夫要是不做手术也不会死的那么快!”肿瘤医院门口有不少“热情的人”推荐治疗癌症的祖传秘方，他们许诺包管治好刘老师的病，还向他出示已经治愈癌症患者的心得体会。刘老师彻底迷茫了，在困惑中花掉几万块钱也没有觉得见效。有个得甲状腺癌的同学已经活了5年，在他的劝导下，刘晓林去青海的一个寺庙求助保

佑，据说不少癌症患者喝了那里的“圣水”后癌症消失了。折腾了几个月，有一天刘晓林发现大便呈柏油状，同时他感到心慌、气短，家人看他面色苍白，出冷汗，把他送进医院，送进手术室。手术中发现胃癌已经扩散，并转移到肝脏。最佳的治疗时机不幸被错过了。

导医的忠告：癌症的发病率受社会发展的影响在继续上升，尤其是人口老龄化和工业化进程导致癌症的新发人数与年俱增。当我们不幸患了癌症，重要的是不能被吓倒。癌症是可以治愈的，世界卫生组织提出40%的癌症通过早诊、早治可以治愈，可以长时间生存。因此，癌症不等同于死亡。刘老师如果得知患高血压、糖尿病，他不会面临天崩地裂的恐惧，更不会丧失理智乱投医。然而，值得注意的是现在癌症已经正式被列入慢性非传染性疾病的系列，说明许多人认为得了不治之症，被死亡的阴魂吓破了胆。美国发现在尸检时许多人患有癌症，生前没有症状或没有被诊断，说明即使身体内有肿瘤，与瘤共存也不是天方夜谭。癌症是恶魔，但是与其吓死，不如抗争求活。最近20年，恶性肿瘤的诊治有跨越式进步，放射治疗设备的进步使恶性肿瘤的放射更加精确和有效；放射治疗的治愈率不断提高。肿瘤内科治疗也努力规避化疗对于全身的副作用；靶向治疗的效果不断创造出惊人的奇迹。外科手术仍是肿瘤治疗的首选方案，外科对器官的人文保护使许多患者减少残疾和心理伤害。多学科的综合治疗使治疗的方案更加合理、更加有效。作为肿瘤专科医生，我们可以说许多肿瘤已经能够治愈。虽然，对于刚刚发现肿瘤的患者，医生常常按家属的意愿用善意的“谎言”掩饰病情真相；但是并不等于医生失去治愈的信心；我们的经验不仅已经可以让许多患者得到长期的生存，而且我们已经注意到关注肿瘤患者的生活质量。保留乳房的乳腺癌手术、保留肛门的直肠癌手术都已经在临床广泛应用。微创治疗也大大减少患者的创伤而达到治疗的效果。北京的抗癌乐园有上万名会员都是癌症患者，他们不仅一起抗争癌症，而且他们还组织文艺活动、体育锻炼改善身体机能，调节心理状态，使越来越多的肿瘤患者赢得生存，也享受了生存的质量。抗癌是一场没有硝烟的战争，争取活下去，能够赢取第二次生命的人就是英雄。勇气创造奇迹，科学铸造明天。

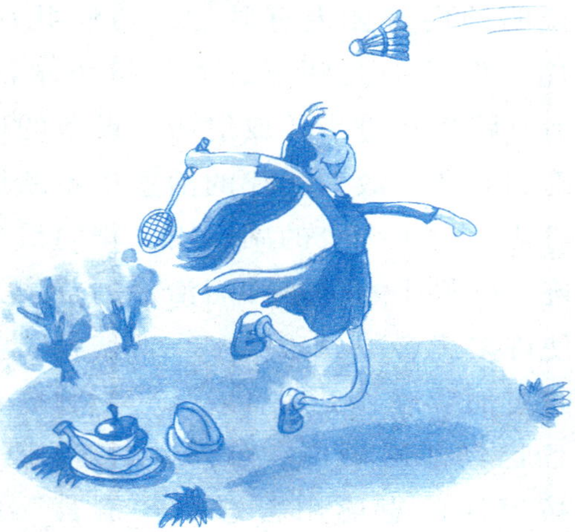

十二、名词解释

1. **备皮：** 手术前将手术部位按要求剃除体毛及清洁局部皮肤，以减少术后感染的机会。

2. **表皮生长因子受体（EGFR）：** 指正常上皮细胞/或来源于上皮组织的肿瘤细胞表面表达的一种蛋白质。它与血液中或肿瘤细胞自身分泌的一种叫做表皮生长因子的物质具有配对结构，能被表皮生长因子识别并和它结合，因此叫做表皮生长因子受体。

3. **冷冻检查：** 又称冷冻切片检查，即手术中将切下的组织经低温快速冷冻后行快速病理检查，是绝大多数疾病在手术中明确诊断的方法，大约 30 分钟即可出结果。

4. **肠道准备：** 检查或治疗前需要做肠道的清洁准备工作。

5. **肠屏障功能：** 是指肠道上皮具有分隔肠腔内物质，防止致病性物质侵入的功能。正常情况下肠道具有屏障作用，可有效地阻挡肠道内寄生菌及其毒素向肠腔外组织、器官移位，防止机体受内源性微生物及其毒素的侵害。肠道除消化吸收功能外，其功能完整的黏膜屏障可防止细菌入侵，也防止吸收毒素。

6. **常用抗心律失常药物：** 有奎尼丁、普鲁卡因胺、普罗帕酮（心律平）、维拉帕米（异搏定）、普尼拉明（心可定）、阿替洛尔（氨酰心安）、氧烯洛尔（心得平）等。

7. **触诊：** 医生用手指或触觉为患者进行体格检查的方法。

8. **电解质紊乱：** 是指血液中的离子，如钾、钠、碳酸氢盐、钙、镁、磷、氯出现异常升高、降低或比例失衡。出现电解质紊乱后患者会出现一系列不适症状。

9. **放射性浓聚：** 指病变部位摄取放射性药物高于正常组织。

10. **非实体肿瘤：** 经影像学检查及触诊无法看到或扪及到的

肿瘤，如白血病等。

11. 分子影像学：是近年来出现的交叉学科，它将分子生物学和影像医学有机结合，在分子及细胞水平研究疾病的发生、发展、转归。

12. 芬太尼族：包括芬太尼、阿芬太尼、苏芬太尼和瑞芬太尼等药物。

13. 辐射损伤：指由电离辐射所致的急性、迟发性或慢性的机体组织损害。

14. 富含维生素 B_{12} 的食物：包括肉类食物，但植物性食品中基本不含维生素 B_{12}。

15. 富含维生素 B_1 的食物：有豆类、坚果类、芹菜、瘦肉、动物内脏、小米、大白菜、发酵食品等。

16. 富含维生素 B_2 的食物：有动物内脏、猪肉、小麦粉、大米、黄瓜、鳝鱼、鸡蛋、牛奶、豆类、油菜、菠菜、青蒜等。

17. 富含维生素 B_6 的食物：有鸡肉、鱼肉、牛肉、燕麦、小麦麸、麦芽、豌豆、大豆、花生、胡桃等。

18. 富含维生素 C 的食物：主要是新鲜的蔬菜和水果，如西红柿、青菜、韭菜、菠菜、柿子椒、柑桔、橙子、柚子、红果、葡萄等。

19. 富含维生素 E 的食物：有各种油料种子及植物油，如麦胚油、玉米油、花生油、芝麻油、豆类、粗粮等。

20. 富含维生素 K 的食物：有牛肝、鱼肝油、蛋黄、乳酪、海藻、菠菜、甘蓝菜、莴苣、香菜、藕等。

21. 干性脱皮：是指皮肤的轻度放疗反应，表现为受到照射部位的皮肤出现鳞屑样的表皮脱落，脱落处皮肤干燥，没有渗出。

22. 高蛋白、易消化和易吸收的食物：主要包括巧克力、酸奶、蛋白粉、豆腐、鱼肉等食物。

23. 高危因素：是指患某种疾病危险性高的因素，该因素与疾病的发生有一定的因果关系，当消除该因素时，疾病的发生机率也随之下降。

24. 根治性放射治疗： 能达到治愈肿瘤的目的，患者接受放射治疗后有希望获得长期生存的结果。

25. 功能影像学： 可以评估脏器某些功能的影像学检查手段，如 PET-CT 等。

26. 骨髓抑制： 是指骨髓中的血细胞前体的活性下降，导致外周血细胞数量减少，是化疗药物的常见毒副反应。实验室检查表现为白细胞减少、血红蛋白降低、血小板减少。

27. 过敏反应： 是指已免疫的机体在再次接受相同物质的刺激时所发生的反应。反应的特点是发作迅速、反应强烈、消退较快。表现为胸闷、心悸、呼吸困难、瘙痒、皮疹等。

28. 含钾食物： 含钾丰富的水果有草莓、柑橘、葡萄、柚子、西瓜、香蕉、番茄、硬柿、龙眼、香瓜、枣子、橙子、芒果等。含钾比较丰富的蔬菜有菠菜、山药、毛豆、苋菜、大葱等。

29. 含维生素 A 的食物： 有动物肝脏、奶、胡萝卜、西红柿、柿子、鸡蛋等。

30. 含纤维素食物： 蔬菜类食物富含纤维素，如笋、辣椒、蕨菜、菜花、菠菜、南瓜、白菜、油菜等。

31. 含锌食物： 食物中含锌较多的有牡蛎、胰脏、肝脏、血、瘦肉、蛋、粗粮、核桃、花生、西瓜子等。

32. 荷瘤小鼠： 就是被移植了肿瘤的小鼠，即肿瘤小鼠模型。

33. 后装放疗： 主要用于针对宫颈癌、子宫内膜癌的放疗。先将布放射源的容器放入阴道、子宫或肿瘤内，再将放射源通过管子送入容器内而达到宫颈、子宫等部位进行的放射治疗。

34. 缓释制剂： 指口服后能够按照要求缓慢地非恒速释放药物，与相应的普通制剂比较，给药频率至少减少一半或有所减少，且能显著增加患者的顺应性或疗效的制剂。

35. **活检：**活体组织检查简称“活检”，是指应诊断、治疗的需要，从患者体内切取、钳取或穿刺等取出病变组织，进行病理学检查的技术。

36. **基础代谢：**指人在安静状态下的代谢状态。

37. **假阳性：**指由于多种原因造成将阴性结果误判为阳性，而假阴性则是指将真正的阳性结果误判为阴性。临床上应用的任何技术都很难做到100%正确，故偶尔会有假阳性或假阴性的结果。

38. **假阴性：**某项检查的结果实际上应该是阳性的，但由于操作、仪器、个人身体特性等原因导致结果呈阴性。

39. **禁忌证：**指不适宜于采用某种诊断或治疗措施的疾病或状况。

40. **巨噬细胞集落刺激因子：**是一种促进人体造血细胞增殖和分化的细胞因子，具有刺激粒细胞、单核巨噬细胞成熟，促进成熟细胞向外周血释放，并能促进巨噬细胞及嗜酸性细胞的多种功能。临床主要用于预防和治疗肿瘤放疗或化疗后引起的白细胞减少症、预防白细胞减少可能潜在的感染并发症，以及促进因感染引起的中性粒细胞减少的加快恢复。

41. **开放性手术：**即传统的开刀手术，用刀从身体表面逐层切开，显露要手术的部位，通常伤口较大，创伤也较大，瘢痕大。开放性手术是相对于腔镜手术来讲，腔镜手术伤口相对要小很多，愈合也较快，损伤小。

42. **抗血小板聚集：**是指有抗血栓形成的作用。

43. **空腔脏器：**是指管腔状的器官，脏器内部含有大量空间，如胃、肠、膀胱、胆囊等。

44. **控释制剂：**是通过定时、定量、匀速地向外释放药物的一种剂型，它能使药物在血液中的浓度恒定，没有波动现象，从而更好地发挥疗效。

45. 淋巴结清扫术：指切除某种恶性肿瘤易于发生转移或已经发生转移的某部位淋巴组织及周围的脂肪、神经、血管等组织的手术。

46. 咯血：是指喉部、气管、支气管及肺实质出血，血液经咳嗽由口腔咯出的一种症状。

47. 弥散性血管内凝血（DIC）：是指在某些致病因子作用下凝血因子和血小板被激活，大量可溶性促凝物质入血，从而引起一个以凝血功能失常为主要特征的病理过程（或病理综合征）。在微循环中形成大量微血栓，同时大量消耗凝血因子和血小板，继发性纤维蛋白溶解（纤溶）过程加强，导致出血、休克、器官功能障碍和贫血等临床表现的出现。

48. 免疫组化：是应用免疫学基本原理——抗原抗体反应，即抗原与抗体特异性结合的原理，通过化学反应使标记抗体的显色剂（荧光素、酶、金属离子、同位素）显色来确定组织细胞内抗原（多肽和蛋白质），对其进行定位、定性及定量的研究，称为免疫组织化学技术。

49. 脑水肿：指由于某种致病因素导致的脑内水分增加、脑容积增大的病理现象。

50. 凝血功能：人的血液有自动凝固的功能，如正常情况下人受到外伤导致出血时，血液会自动凝固而止血。而某些血液病患者，血液中的促进血液凝固的因子发生异常，可出现出血不能自止的情况。

51. 腔镜检查：利用人体天然形成的通道或通过微小切口将特殊的腔镜器械导入人体内进行的检查，如膀胱镜检查、宫腔镜检查、腹腔镜检查等。

52. 乳糜漏：颈清扫术后颈部负压引流量增多，颜色表现为乳白色液体。主要是颈段胸导管或右淋巴管破裂所致，以左侧多见。

53. **乳糜微粒：**脂类食物消化时形成外观混浊的一种白色或淡黄色混浊液，经肠道的乳糜管吸收，再由淋巴系统运送，经胸导管注入血循环。

54. **弱阿片类药物：**抗镇痛作用弱的阿片类药物，以可待因为代表。

55. **筛查：**是指通过询问、查体、实验室检查和影像学检查等方法对“健康人”针对某种或某些疾病有目的进行的检查，是早期发现癌症和癌前病变的重要途径。

56. **神经毒性：**通常是指药物的副作用。是指药物或治疗（如放射治疗）除了正常的治病作用外，对人体神经系统所带来的损伤。

57. **肾毒性：**临床表现轻重不一，轻度时可为蛋白尿和管型尿，继而可发生氮质血症、肾功能减退，严重时可出现急性肾衰和尿毒症等。肾毒性可为一过性，也可为永久性损伤。可导致肾毒性的常见药物有某些抗菌药、抗肿瘤药、解热镇痛抗炎药、麻醉药、碘化物造影剂、碳酸锂等。

58. **生化全套：**是指用生物或化学的方法来对人进行身体检查，生化全套检查内容包括：肝功能（总蛋白、白蛋白、球蛋白、胆红素、转氨酶）；血脂（总胆固醇、甘油三酯、高和低密度脂蛋白）；空腹血糖；肾功能（肌酐、尿素氮）；尿酸；乳酸脱氢酶；肌酸激酶等。

59. **生命体征：**是用来判断患者的病情轻重和危急程度的指征，主要包括有体温、脉搏、呼吸和血压，是维持生命基本征候，是机体内在活动的客观反应，是衡量机体状况的重要指标。

60. **生殖因素：**指月经初潮年龄、第一胎的生育年龄、未生育、产后未哺乳、月经周期短、绝经后雌激素水平高等。

61. **适应证：**指某一种药物或诊断治疗方法所能诊断治疗的

疾病范围或疾病状态。

62. **随访：**指医生在对患者进行诊断或治疗后，对患者疾病发展状况、治疗后恢复情况等继续进行追踪观察所做的工作。

63. **听诊：**是医生用耳或听诊器来探听人体内自行发出的声音来判断是否正常的一种诊断方法。

64. **痛阈：**是指引起疼痛的最低刺激量。痛阈的高低因人而异，且受多种因素影响，比如年龄、性别、性格、心理状态以及致痛刺激的性质等。

65. **透皮给药：**是指将药物涂抹或敷贴于皮肤表面，并通过皮肤吸收药物的一种给药方法。

66. **望诊：**医生运用视觉，对人体以及排出物进行有目的地观察，以了解健康或疾病状态。

67. **围手术期：**是指从患者决定接受手术治疗开始，直至手术后基本康复的全过程，时间在术前5~7天至术后7~12天。

68. **胃肠道反应：**本书中胃肠道反应多是指化疗药物常见副作用之一，主要表现为食欲减退、恶心、呕吐、腹胀、腹泻等。

69. **误吸：**误吸字面上讲就是错误的吸入呼吸道。吸入物可以是液体、食物、异物等，如果手术，吸入物则是胃内容物，如胃液、食物等可因呕吐而被吸入呼吸道，造成呼吸道阻塞、吸入性肺炎，甚至窒息等严重后果。

70. **纤溶酶原激活物：**是由血管内皮细胞合成、分泌、不断释放入血液一种单链糖蛋白，是凝血系统重要的监测指标。人体血液中组织纤溶酶原激活物正常值为0.3~0.5U/ml（发色底物法）。其临床意义为：降低：提示纤溶活性降低。见于血栓前状态和血栓性疾病，如动脉血栓形成、深部静脉血栓形成、缺血性脑卒中等。升高：提示纤溶活性亢进，见于原发性和继发性纤溶亢进，如弥散性血管内凝血、急性早幼粒细胞白血病、肝病、冠心病、高脂血症、应激反应等。

71. 纤维鼻咽喉镜：是一种光学检查仪器，由产生光源的部件和可以进入鼻咽部和喉部的长管状镜身构成。镜身直径较细，通常为4~5毫米，可以通过鼻腔进入鼻咽部和喉部，直接观察这些部位是否正常。

72. 纤维蛋白溶解系统：血液凝固过程中形成的纤维蛋白被分解液化的过程称纤维蛋白溶解。纤维蛋白溶解的激活物（纤溶酶原和纤维蛋白溶解酶即纤溶酶）和抑制物以及纤溶的一系列酶促反应，总称为纤溶系统。

73. 血管内皮生长因子（VEGF）：是指一种能够刺激血管内皮细胞生长、形成新生血管的蛋白质。

74. 血生化检查：检测除血细胞外存在于血液中的各种离子、糖类、脂类、蛋白质以及各种酶、激素和机体的多种代谢产物的含量的检查。

75. 严重血液学毒性：是指药物对血液系统的毒性作用达到Ⅳ级（出现血红蛋白<6.5g/dl、白细胞<1.0×10^9/L、中性粒细胞<0.5×10^9/L、血小板<25.0×10^9/L等改变）。

76. 眼睛的光反射：通常是指眼睛的瞳孔对光线刺激的一种反应。表现为光线强时，瞳孔缩小；光线暗时，瞳孔放大。

77. 药代动力学：是定量研究药物在生物体内吸收、分布、代谢和排泄规律，并运用数学原理和方法阐述血药浓度随时间变化的规律的一门学科。

78. 要素饮食：一种化学精制食物，含有全部人体所需的易于消化吸收的营养成分，包含游离氨基酸、单糖、主要脂肪酸、维生素、无机盐类和微量元素。主要特点：无需经过消化过程即可直接被肠道吸收和利用，为人体提供热能及营养。

79. 一过性失眠：又称临时性失眠，是一种持续一段时间后可自行缓解的睡眠障碍。它不同于“失眠症”，多半是由心理上或精神上的原因引起，一旦消除了引起失眠的原因，就可以恢复至平日的睡眠状态。

80．乙肝两对半：是检查乙肝病毒感染的血清标志物。常用的乙型肝炎病毒免疫学标志物包括表面抗原、表面抗体、e抗原和e抗体、乙肝核心抗体五项，因前四项为两对抗原和抗体，加上乙肝核心抗体，故称为两对半，又称为乙肝五项。其检查意义在于：检查是否感染乙肝及感染的具体情况。

81．溢乳：在本书中特指乳头分泌出乳液。

82．应激状态：指人体在受到刺激之后作出的反应，以便适应这个刺激变化的环境。这时候的状态称应激状态。

83．优质动物蛋白质：动物性食物中含有优质蛋白质、铁、锌、维生素 B_2 等，但缺乏维生素C，钙的含量也少。

84．预后：指预测疾病的可能病程和结局，只是医生们依据某种疾病的一般规律推断的一种可能性，这种可能性通常是指患者群体而不是个人。

85．照射野：在患者接受放疗前，医生会通过CT扫描进行病灶部位定位，通过电子计算机计算、规划后会在患者身体表面划定一个将要进行放射治疗的照射范围，这个被划定的区域就叫照射野。

86．脂肪血：大量脂肪进入血液形成乳糜微粒，使血液呈浑浊状，严重时血液似米汤样。又称为乳糜血。

87．职业危险暴露：指由于职业关系而暴露在某种危险因素中，从而有可能损害健康或危及生命的一种情况。

88．中度有氧活动：在运动过程中，人体吸入的氧气大体与需要的氧气相等，也称等张运动，如步行、慢跑、游泳、骑自行车、跳绳、上下楼梯、健身舞等。

89．种植：体腔内器官的恶性肿瘤侵及器官表面时，瘤细胞可以脱落，像播种一样种植在体腔内其他部位而形成的转移性肿瘤病灶。